DU

CURETTAGE

DE

L'UTÉRUS

SA TECHNIQUE ET SA VALEUR

PAR

Le Dr BERLIN

(DE NICE)

Avec figures dans le texte

PARIS

OCTAVE DOIN, ÉDITEUR

8, PLACE DE L'ODÉON, 8

1892

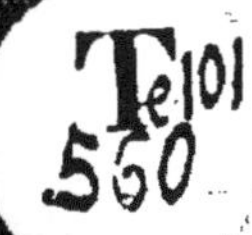

DU
CURETTAGE
DE
L'UTÉRUS

SA TECHNIQUE ET SA VALEUR

PAR

Le Dr BERLIN

(DE NICE)

Avec figures dans le texte

PARIS

OCTAVE DOIN, ÉDITEUR

8, PLACE DE L'ODÉON, 8

1892

TABLE DES MATIÈRES

AVANT-PROPOS

PREMIÈRE PARTIE
TECHNIQUE DU CURETTAGE

DEUXIÈME PARTIE
VALEUR DU CURETTAGE

CONCLUSIONS

DU

CURETTAGE DE L'UTÉRUS

SA TECHNIQUE ET SA VALEUR

AVANT-PROPOS

Depuis la fin de l'année 1889, j'ai introduit le curettage de l'utérus dans ma pratique gynécologique.

Je l'ai pratiqué 42 fois jusqu'ici, sur 100 cas environ de métrites que j'ai traitées ; c'est dire que je l'ai réservé aux cas rebelles, à ceux que les traitements antérieurs n'avaient pu réussir à modifier.

A cette époque, le curettage de l'utérus était encore tenu en suspicion, comme une opération téméraire, par la généralité du corps médical.

Mais, peu de temps après (Février 1890), cette opération venait en discussion, pour la première fois, devant la Société de Chirurgie et tous ceux qui en avaient déjà l'expérience, BOUILLY, TERRILLON, RICHELOT, TERRIER, ROUTIER, TRÉLAT surtout, étaient unanimes à en proclamer la grande valeur.

Le résultat immédiat de cette consécration officielle a été de donner à la vulgarisation du curettage une impulsion peut-être excessive. On a énormément curetté à partir de cette époque, plus sans doute qu'il n'aurait fallu ; beaucoup de praticiens ont vu trop volontiers dans le curettage le spécifique infaillible, la panacée banale de toutes les affections chroniques de l'utérus ; peut-être aussi leur technique n'a-t-elle pas toujours été parfaite ; ce qu'il y a de certain, c'est que d'inévitables déceptions ont suivi cet enthousiasme trop hâtif et qu'à côté de succès réels on a enregistré nombre d'échecs.

Je ne crois pas que le curettage puisse être sérieusement discrédité par ces abus ; il repose sur un principe trop rationnel, trop physiologique, pour ne pas conserver sa place en gynécologie.

Seulement cette place sera d'autant moins contestée qu'elle sera mieux définie ; il s'agit avant tout de déblayer le terrain, de bien établir que le curettage ne saurait s'appliquer à tous les cas, de déterminer avec toute la précision possible ce qu'il est permis d'en attendre et ce qu'il est inutile de lui demander.

Le mode d'exécution du curettage me semble aussi un peu trop livré à la fantaisie de chacun ; la question de l'anesthésie, celle de la dilatation préalable, celle des soins consécutifs et bien d'autres gagneraient à recevoir une solution uniforme.

En un mot, une *technique* minutieusement réglée, des *indications* rigoureusement définies, telles sont les deux bases solides sur lesquelles doit reposer, à mon sens, l'avenir de la méthode.

A ce double point de vue, il est peut-être utile que chaque opérateur apporte à l'œuvre commune le tribut, si modeste soit-il, de son expérience personnelle. Lorsqu'il s'agit d'une question encore en litige, tous ces documents partiels ont leur valeur ; de leur ensemble se dégage plus tard la formule définitive.

C'est dans cet ordre d'idées qu'a été conçu ce travail. Je me suis attaché à interpréter de bonne foi, sans parti pris, tous les faits que j'ai observés, les succès comme les échecs, et j'ai cherché à en tirer des conclusions.

Ces conclusions auraient pu me sembler suspectes, reposant sur un nombre de faits relativement restreint. Mais j'ai constaté que les résultats de ma pratique vérifiaient pleinement les idées soutenues par Doléris, au nom d'une expérience bien autrement vaste, dans cette question du curettage où le nom de ce maître fait autorité. Cette concordance leur donne sûrement quelque valeur.

PREMIÈRE PARTIE

TECHNIQUE DU CURETTAGE

CHAPITRE PREMIER

AVANT L'OPÉRATION

Avant de décrire l'opération proprement dite, je dois examiner deux questions importantes, celle de *l'anesthésie dans le curettage* et celle de la *dilatation préalable*; j'exposerai aussi les *préliminaires de l'opération*.

1º L'anesthésie dans le curettage.

Faut-il *chloroformer* les femmes pour le curettage ?
La question mérite d'être discutée.

Il est certain, d'une part, que la chloroformisation complique le curettage dans une notable mesure; — à une intervention très simple en soi elle donne tout de suite le caractère d'une grande opération; — elle nécessite un aide spécial et un aide qui ne saurait être le premier venu; — enfin la crainte des dangers du chloroforme, dangers grossis par l'imagination du public, fait reculer souvent les malades plus que la crainte de l'opération elle-même.

Ses avantages.

Mais, d'autre part, les *avantages* de l'anesthésie chloroformique doivent peser d'un tout autre poids dans l'esprit du chirurgien :

Suppression de la douleur.

En première ligne se place la *suppression de la douleur*.

Sans doute la douleur que provoque l'action de la curette sur la muqueuse utérine, fort variable d'ailleurs suivant les sujets, n'est pas extrêmement vive par elle-même ; elle constitue plutôt une sensation d'agacement, d'énervement spécial, qui serait supportée sans peine si elle ne devait durer que quelques instants.

Mais un curettage sérieux est forcément prolongé ; il exige que la curette se promène sur tous les points de la muqueuse, lentement, minutieusement, passant et repassant plusieurs fois à la même place.

L'action de la curette n'est d'ailleurs pas le seul élément pénible de l'opération ; le pincement et l'abaissement du col, l'introduction des dilatateurs et de la sonde irrigatrice, l'écouvillonnage de l'utérus, le tamponnement final avec la gaze iodoformée, tout cela ne va pas non plus sans quelque douleur.

L'opération, en un mot, comporte une série de manœuvres qui, tolérables isolément, deviennent vraiment pénibles par leur succession et leur durée totale.

Aussi qu'arrive-t-il ? Si courageuse, si résolue que soit une femme au début de l'opération, il est rare qu'elle n'ait pas trop présumé de ses forces ; bientôt elle s'énerve, elle gémit, elle pleure ; parfois survient une attaque de nerfs ; inconsciemment le chirurgien cède au désir d'en finir au plus vite ; résultat, une opération incomplète, c'est-à-dire inefficace. Plusieurs fois, au début surtout de ma pratique, j'ai cédé aux instances de malades qui réclamaient le curettage sans anesthésie ; à de rares exceptions près, j'ai dû renouveler l'opération à brève échéance.

La cocaïne.

On a voulu substituer au chloroforme l'action anesthésique locale de la *cocaïne*. J'ai essayé ce procédé : dans la cavité utérine, dilatée au maximum, j'ai entassé des tampons d'ouate hydrophile imbibés de solution cocaïnée à 1/10 ; j'en ai mis d'autres dans les culs-de-sacs vaginaux et sur toute la surface du col, de façon à placer dans un véritable bain de cocaïne toute la partie accessible de l'utérus ; j'ai maintenu ces tampons en place pendant cinq à six minutes. L'anesthésie ainsi obtenue a été illusoire ; un seul temps, le pincement du col, s'est montré moins douloureux ; mais, dès que les instruments, dilatateurs ou curettes, ont eu franchi l'orifice interne, les sensations ont été tout aussi pénibles que chez les opérées indemnes de toute anesthésie.

La question de douleur mise à part, il est souvent nécessaire d'obtenir la *résolution musculaire* complète de la paroi abdominale, soit pour coiffer et fixer le fond de l'utérus de la main gauche pendant que la curette agit dans la cavité, soit pour déterminer l'état des annexes par le palper bimanuel ; ces deux manœuvres sont fréquemment impossibles, à l'état de veille, chez les femmes à parois abdominales épaisses et rigides ; le sommeil chloroformique seul les rend praticables et faciles.

Pour ces diverses raisons, l'utilité du chloroforme ne me paraît pas discutable ; je suis d'accord, en cela, avec la presque unanimité des chirurgiens. Je sais bien que certains prétendent pratiquer couramment le curettage sans anesthésie ; c'est évidemment beaucoup plus commode ; reste à savoir si des curettages faits dans ces conditions ne sont pas bien souvent des simulacres de curettages, des opérations superficielles, vouées d'avance à la récidive.

En résumé, j'estime que l'anesthésie chloroformique doit être la règle dans le curettage ; ce n'est que sur le refus formel de la malade, joint à une indication évidente, que je me décide à m'en passer.

Cette anesthésie ne dure que quelques minutes ; mais elle doit être complète, poussée jusqu'à la résolution musculaire.

Pratiquée par un assistant exercé, suivant une méthode prudente, avec un chloroforme bien pur, elle ne m'a jamais donné le moindre accident.

Contre des objections d'un autre ordre, je rappellerai le précepte de DOLÉRIS : « Endormez et soyez désintéressé ; personne alors ne songera à vous accuser (1). »

---

(1) DOLÉRIS, cité par BOCREAU : *De la thérapeutique intra-utérine*, 1888, p. 57.

2º La dilatation préalable.

Contre-indiquée dans le curettage puerpéral.

Je laisse de côté le curettage dit *puerpéral*, celui que l'on pratique peu de jours après un accouchement à terme ou un avortement, pour combattre des accidents septicémiques ou hémorrhagiques.

Ici la dilatation est contre-indiquée ; d'abord parce qu'il s'agit d'accidents d'urgence et qu'il faut opérer sans perdre de temps ; ensuite parce que l'utérus est suffisamment souple et dilaté, du fait de la puerpéralité récente, pour rendre superflue toute dilatation artificielle.

Curettage gynécologique.

Mais, dans le curettage *gynécologique* proprement dit, la dilatation constitue un temps préliminaire souvent nécessaire, toujours utile. Sans doute il est des formes d'endométrites dans lesquelles la cavité utérine se trouve spontanément élargie, du fait même de ses lésions, au point de permettre l'accès immédiat d'une curette de moyen volume ; même dans ces conditions, il y a toujours avantage à compléter la dilatation et à la rendre plus régulière ; ces cas d'ailleurs ne sont pas la règle.

Dilatation extemporanée.

Dilatation extemporanée.

Beaucoup de chirurgiens se contentent de la dilatation dite *extemporanée*, c'est-à-dire pratiquée au moment même de l'opération, à l'aide d'instruments métalliques.

Son insuffisance.

Je ne la crois pas suffisante ; la rigidité et la tonicité du tissu utérin sont des forces qui ne peuvent être vaincues en quelques minutes, quand l'utérus n'a pas été ramolli au préalable ; rarement ces instruments réalisent une dilatation complète et encore celle-ci se réduit dans de notables proportions, dès que l'instrument est retiré. Pour ces raisons, les chirurgiens qui s'en tiennent systématiquement à la divulsion de l'utérus me semblent se priver en grande partie des avantages d'une dilatation effective.

Je ne conteste pas le mérite des dilatateurs métalliques ; je les emploie dans tous mes curettages, soit au début, soit au cours de l'opération ; mais ils ne sont pour moi que le complément de la dilatation *lente* ; il faut que celle-ci leur ait préparé le terrain ; je reviendrai plus loin sur ce sujet.

Dilatation lente.

Les *tiges de laminaire*, préparées antiseptiquement, sont les agents par excellence de la dilatation lente.

En dehors même du curettage, elles sont d'une application journalière en chirurgie intra-utérine, soit pour permettre l'exploration complète de la cavité de l'utérus, soit pour faciliter l'accès des topiques jusqu'au fond de cette cavité.

Parmi les chirurgiens qui refusent de les employer, les uns les croient *dangereuses*, les autres les trouvent *inutiles*.

Dangereuses, j'affirme qu'elles ne le sont pas, à la condition d'être strictement aseptiques par elles-mêmes et aussi d'être maniées avec toutes les précautions d'une antisepsie rigoureuse.

On les accuse de causer des douleurs parfois intolérables, de provoquer de la fièvre, de réveiller des foyers anciens d'inflammations pelviennes. Pour mon compte, j'en use de la façon la plus large, non seulement dans la préparation de mes curettages, mais dans des cas multiples tout à fait étrangers à cette opération ; je n'exagère pas en évaluant à plusieurs centaines les applications de laminaires que j'ai pu faire jusqu'à ce jour ; je les fais, bien souvent, dans mon cabinet ; je n'exige pas des malades un repos absolu ; munies d'un bon tamponnement antiseptique, elles rentrent chez elles et viennent me retrouver le lendemain ; je ne tiens même pas compte des lésions subaiguës ou chroniques qui peuvent exister du côté des annexes, sachant au contraire que la dilatation et la désinfection de l'utérus ont d'ordinaire sur ces lésions une influence heureuse

Or je déclare que, pas une seule fois, ni du côté de l'utérus, ni du côté des annexes, je n'ai observé le moindre accident, la moindre réaction qui m'ait inspiré quelque inquiétude. C'est une affaire d'antisepsie et rien de plus.

J'affirme aussi qu'elles sont loin d'être *inutiles*, mais qu'au contraire nul autre moyen ne saurait remplacer leur action complexe sur l'utérus.

Leur gonflement lent et progressif triomphe, par une puissance d'expansion irrésistible, de la tonicité du muscle utérin ; d'où un degré de dilatation que ne réalise jamais l'action instantanée des divulseurs.

Elles déterminent dans le tissu de l'utérus et dans les tissus voisins, une sorte de ramollissement, de laxité spéciale qui se traduit par un abaissement plus facile du col.

Elles ont l'énorme avantage d'étaler, de déplisser toutes les anfractuosités de la muqueuse utérine, dans lesquelles se cantonnent les germes infectieux, de faire de cette muqueuse une surface plane dont tous les points sont rendus accessibles à l'action de la curette et des topiques antiseptiques.

Enfin elles constituent par elles-mêmes, grâce à l'iodoforme dont elles sont imprégnées, de véritables crayons médicamenteux qui pourront modifier favorablement les lésions ou contribuer tout au moins à l'antisepsie pré-opératoire; cette action antiseptique des tiges iodoformées est si réelle qu'elle m'a plus d'une fois permis de guérir certaines endométrites légères par le seul emploi de la dilatation prolongée.

Préparation antiseptique des tiges de laminaire. — J'ai l'habitude de faire cette préparation moi-même; je tiens toujours en réserve, aseptisées d'avance, quelques douzaines de tiges, de diamètres variés, pour répondre à toutes les éventualités de la pratique journalière.

Leur calibre. Les diamètres d'un usage courant, dans la préparation du curettage, varient de 3 à 8 millimètres; dans certains cas d'atrésie exceptionnelle de l'orifice interne, j'ai dû recourir à des tiges beaucoup plus petites, de la grosseur d'une aiguille à tricoter; plus rarement encore j'utilise les tiges d'un diamètre supérieur à 8 millimètres; ces très grosses tiges se dilatent mal, irrégulièrement, et, lorsque je désire pousser très loin la dilatation, j'aime mieux juxtaposer en faisceau plusieurs tiges plus petites.

Tiges creuses; tiges pleines. DOLÉRIS recommande de choisir des laminaires pourvues d'un canal central d'un bout à l'autre de leur longueur, en vue d'assurer le drainage des liquides sécrétés par l'utérus. Quand j'ai employé de ces tiges creuses, j'ai bien souvent constaté, en les retirant, que le canal était effacé par le fait du gonflement et qu'elles différaient peu des tiges pleines. Je crois donc que ce drainage est fréquemment illusoire et je choisis indifféremment des tiges pleines ou des tiges creuses; l'essentiel est qu'elles soient bien aseptiques.

J'ai tenté de les stériliser à l'étuve ; elles y éclatent et se défor- Préparation.
ment ; je m'en tiens donc, à peu de chose près, à la préparation
indiquée par DOLÉRIS ; elle est très simple :

Mes mains étant aseptisées, je prends une de ces tiges, à surface
lisse, ayant la forme d'un cylindre arrondi aux deux bouts, telles
que nous les fournit le commerce. Je la débarrasse du fil de soie
dont elle est pourvue et qui m'est toujours suspect comme solidité
et comme propreté aseptique. Avec un fragment de verre tranchant,
lavé d'abord au sublimé, je râcle légèrement toute la surface de la
tige ; je la frotte ensuite avec un linge un peu rude imbibé de
solution de sublimé à 1/100 ; j'adapte à la tige un fil de soie
tressée plate, dont la solidité m'est connue et qui a été stérilisée au
préalable par l'ébullition dans le sublimé ; enfin j'introduis la
laminaire et son fil dans un flacon à large ouverture, rempli
d'éther iodoformé, où elle séjourne jusqu'au moment de servir.

La solution d'éther iodoformé se prépare en ajoutant de l'iodo- L'éther
forme à de l'éther sulfurique, dans la proportion de 1/10 environ ; iodoformé.
cette proportion n'a d'ailleurs rien de mathématique. La solution
ainsi obtenue est transparente ; elle a une couleur qui rappelle
celle de l'eau-de-vie vieille. Au bout de quelques jours, sous l'influence de la lumière, il s'y produit une décomposition partielle
de l'iodoforme ; elle prend une couleur brune et l'odeur caractéristique de l'iode. Je n'ai jamais observé d'inconvénients de cette
transformation ; je cherche toutefois à l'atténuer par l'emploi de
flacons en verre jaune et je renouvelle de temps en temps l'éther
iodoformé.

Les laminaires peuvent séjourner indéfiniment dans cette Assouplisse-
solution ; elles ne s'y gonflent pas ; elles y contractent seulement ment des tiges.
un certain degré de malléabilité, de souplesse, qui permet de les
adapter à la courbure de telle ou telle matrice ; de plus l'iodoforme
les pénètre à une certaine profondeur, ainsi qu'on peut s'en
convaincre par l'examen au microscope d'une coupe transversale ;
la tige ainsi préparée est donc un véritable réservoir d'iodoforme ;
par son gonflement ultérieur, elle mettra ce topique en contact
intime avec tous les points de la muqueuse malade.

Les tiges de laminaire, si on les laisse sécher après gonflement,
reprennent en quelques jours, à peu de chose près, leur volume
primitif. J'ai tenté d'utiliser cette propriété pour préparer des

tiges courbées ou coudées dont l'introduction fût plus facile dans certains utérus fortement fléchis. J'ai fait gonfler des laminaires par l'immersion prolongée dans la liqueur de van Swieten ; j'ai profité de leur ramollissement pour leur imprimer la courbure convenable ; je les ai laissé sécher dans un vase clos où elles se sont durcies tout en conservant cette courbure ; puis je les ai placées dans l'éther iodoformé. Mais j'ai remarqué que les tiges qui avaient subi ce premier gonflement se laissaient moins bien pénétrer par l'iodoforme et surtout se dilataient beaucoup moins la seconde fois. J'ai donc renoncé à ces tentatives et je me contente de façonner mes tiges au dernier moment, en utilisant la souplesse relative qu'elles ont acquise par leur séjour dans l'éther iodoformé ; grâce à cet artifice et surtout au redressement de l'axe utérin par la fixation et l'abaissement du col, j'arrive toujours à faire pénétrer les laminaires, même dans des utérus très déformés.

Introduction de la tige. — L'antisepsie la plus exacte doit présider à tous les détails de cette manœuvre.

Irrigation vaginale. Il faut commencer par laver à fond le vagin et la vulve. La femme est couchée sur le bord de son lit ou de la plate-forme à spéculum, dans la position dorso-sacrée, les cuisses fortement écartées et fléchies ; un récipient est placé sous le siège pour recevoir le liquide de l'irrigation. Le liquide que j'emploie est la solution de sublimé, tiède, à 1/2000 ; la canule doit être en cristal, en métal nickelé ou en ébonite, d'une propreté parfaite ; les canules en gomme doivent être rejetées, comme mal aseptisables. La canule est introduite au fond du vagin, guidée sur l'index et le médius de la main droite ; pendant que passe le courant d'eau, ces deux doigts frottent soigneusement tous les replis du vagin, toute la surface des culs-de-sacs et du col, afin de bien détacher les mucosités et les débris épithéliaux ; ce rinçage du vagin doit être poursuivi jusqu'à ce que le liquide ressorte absolument limpide. Après avoir retiré la canule, il est bon de déprimer fortement la fourchette à l'aide des deux doigts qui ont pratiqué le lavage ; cette précaution est utile pour éviter la rétention d'une certaine quantité de sublimé dans le vagin. On termine par un lavage soigneux de tous les replis de la vulve, au moyen d'un tampon d'ouate imbibé de la même solution antiseptique.

Cette toilette minutieuse est pour moi le prélude indispensable de toute manœuvre intra-utérine ; toute femme que j'examine y est invariablement soumise, dès qu'elle est étendue sur ma plate-forme à spéculum. Il ne faut pas oublier que le vagin et la vulve sont des réceptacles de germes septiques qui peuvent produire des accidents graves d'inoculation, s'ils sont recueillis au passage par les instruments destinés à pénétrer dans l'utérus ou à saisir le col. C'est faute de connaître l'importance de cette précaution primordiale que certains chirurgiens ont parfois des accidents à propos de l'exploration la plus simple.

Quand la vulve et le vagin sont bien nets, il est utile d'intro-duire l'*hystéromètre* ; cet instrument renseigne le chirurgien sur la longueur, la direction et la capacité de la cavité utérine ; il lui indique aussi le calibre de la tige qu'il doit choisir, la courbure qu'il doit donner à cette tige, le sens dans lequel il doit la diriger.

J'ai coutume de faire l'hystérométrie sans spéculum ; la présence du spéculum gêne les mouvements parfois très étendus que l'on est obligé d'imprimer au manche de l'hystéromètre ; d'autre part, le secours de la vue n'est nullement nécessaire pour conduire à coup sûr l'hystéromètre dans le col ; j'y parviens sans la moindre hésitation en guidant l'instrument entre l'index et le médius juxtaposés ; le contact de ces deux doigts avec le col me permet en outre, dans les versions et les flexions accentuées, de mobili-ser, de redresser l'utérus et de rendre ainsi l'introduction de l'hystéromètre plus facile.

L'hystéromètre, cela va sans dire, doit être rigoureusement aseptique. Je le prends dans le bain antiseptique (eau bouillie légèrement phéniquée) où plongent en permanence mes instru-ments et, au moment même de l'introduire, je le flambe à l'alcool ou je l'immerge dans l'éther iodoformé. Je pratique ainsi chaque jour, en toute sécurité, l'hystérométrie, cette exploration si redou-tée des chirurgiens d'il y a vingt ans.

L'hystéromètre retiré, c'est le moment de placer le *spéculum*.

Le choix de ce dernier n'est pas indifférent ; sauf pour certains utérus larges et peu inclinés sur le vagin, les spéculums classi-ques, le Cusco, le Ricord, le Fergusson surtout, se prêtent assez mal à l'introduction des tiges de laminaire ; ils donnent trop peu de jeu aux instruments et accentuent souvent les déviations de l'utérus au lieu de les corriger ; ils exposent donc le chirurgien à prolonger inutilement la manœuvre, à blesser l'utérus, à faire souffrir la malade, souvent à ne pouvoir introduire la tige au-delà de l'orifice interne et par conséquent à faire une dilatation illusoire.

Je ne saurais recommander avec assez de conviction le spéculum à valves parallèlement écartantes construit par Collin ; je l'ai substitué à tous les autres dans ma pratique, même pour la simple inspection du col ; tout chirurgien qui voudra l'employer en saisira du premier coup les avantages. En ce qui concerne l'introduction des tiges, il permet de se passer d'aides dans les cas faciles. Lorsqu'on a affaire à une vulve étroite, à un vagin long et rigide, à un utérus élevé, il y a tout avantage à se servir de valves isolées tenues par un aide.

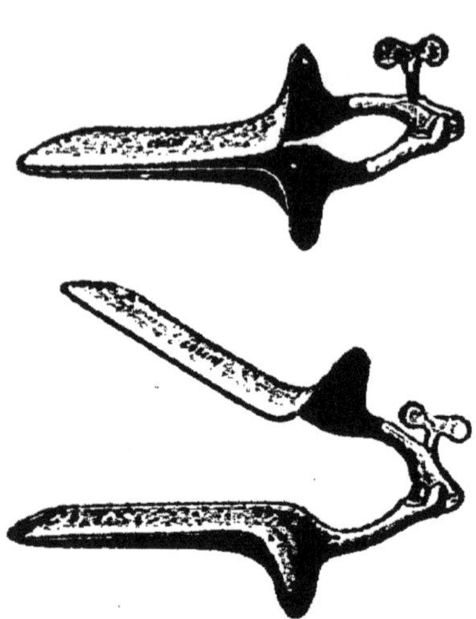

Fig. 1. — Spéculum de Collin (fermé et ouvert).

Fixation et abaissement du col.

Une question se pose ici : *faut-il fixer et abaisser le col ?* Cela dépend.

Pour certains utérus à cavité large et rectiligne, il suffira, le col étant bien découvert, de présenter la tige dans une bonne direction ; elle pénétrera sans peine ; on peut toujours faire une tentative dans ce sens ; tant mieux pour la malade si elle réussit.

Mais, pour peu que l'utérus soit en déviation accentuée, ce qui est fréquent, il arrive, si le col n'est pas fixé, que l'extrémité de la tige, au lieu de suivre l'axe de la cavité utérine, bute contre l'une des parois du col ; si l'on force, on repousse la matrice, on en augmente la déviation, on déchire la muqueuse et on peut créer une fausse route, mais on n'avance pas d'une ligne ; donc, dès qu'on perçoit une résistance, mieux vaut ne pas insister et recourir tout de suite à la fixation et à l'abaissement du col au moyen d'une pince tire-balle (voir plus loin). Cette petite manœuvre redresse l'utérus, le rapproche de la vulve et rend toujours facile la pénétration de la tige; elle est d'ailleurs inoffensive et certainement bien moins douloureuse pour la malade que les tentatives infructueuses dans une mauvaise direction; chez les femmes très nerveuses, on peut la rendre encore moins pénible en appliquant sur le col un tampon d'ouate imbibé d'une solution de cocaïne à 1/10.

Dès que le spéculum est en place, le premier soin du chirurgien doit être de bien absterger la surface du col et les culs-de-sacs vaginaux avec un tampon d'ouate hydrophile ; le contact prolongé du sublimé avec le vagin expose à des excoriations du vagin et de la vulve qui peuvent rendre fort pénibles les manœuvres ultérieures, sans parler des accidents possibles d'intoxication hydragyrique.

Cela fait, on saisit une tige dans l'éther iodoformé , on la choisit d'un calibre convenable, on la courbe suivant la forme connue de la cavité utérine et on la présente dans la direction de cette cavité.

Introduction de la tige.

Il est bon de l'enduire de vaseline ou d'axonge, moins pour en faciliter l'introduction que pour prévenir une adhérence trop intime avec la muqueuse utérine, circonstance qui rendrait l'extraction de la tige plus laborieuse.

Quand l'utérus n'est pas abaissé, on porte la tige dans le col à l'aide d'une pince à pansement; il faut la saisir non par son extrémité mais par son milieu et de telle façon qu'elle forme un angle avec l'axe de la pince.

Quand le col est fixé et amené près de la vulve, il est plus simple encore de pousser la tige directement avec les doigts.

Dans tous les cas, la tige doit pénétrer pour ainsi dire d'elle-même, à frottement modéré ; jamais on ne doit employer de force ; si l'on perçoit une résistance due à ce que la tige est d'un trop fort calibre, résistance qu'une main exercée ne confondra pas avec l'obstacle provenant d'une mauvaise direction, on prendra sans hésiter une tige plus petite ; il va sans dire que la tige précédemment essayée ne sera remise en service qu'après une désinfection rigoureuse.

La tige doit toujours être un peu moins longue que la cavité utérine ; sans quoi, butant par un de ses bouts contre le fond de cette cavité, par l'autre contre la paroi vaginale postérieure, elle provoquerait, en s'allongeant par la dilatation, une pression douloureuse sur l'un ou l'autre de ces points. Elle doit être introduite jusqu'à affleurer l'orifice externe du col, mais pas assez pour disparaître complètement dans l'utérus; il faut, en d'autres termes, que l'orifice externe participe à la dilatation; sans quoi la tige dilatée se trouverait enchâtonnée, incarcérée dans la cavité utérine et l'on éprouverait des difficultés sérieuses pour la retirer.

Sa fixation. Dès que la tige est introduite, il importe de la fixer solidement, car sa présence provoque dans l'utérus des contractions qui tendent sans cesse à l'expulser; pour cela on entasse sur le col de la gaze iodoformée, de façon à combler tout d'abord le cul-de-sac postérieur; c'est dans la direction de ce cul de-sac que tend, la plupart du temps, à se faire l'expulsion de la tige. Par dessus ce premier tampon on en place d'autres et on termine par un ou plusieurs tampons d'ouate aseptique. Ce tamponnement du vagin ne doit pas être assez serré pour gêner les fonctions de la vessie et du rectum; il faut cependant qu'il maintienne exactement la tige en place; rien n'est désagréable comme de trouver, le lendemain, cette tige descendue dans le vagin, ayant accompli son gonflement hors de l'utérus, et de constater qu'on a ainsi perdu 24 heures sans profit pour la dilatation recherchée.

Munies de ce tamponnement, les malades peuvent sans inconvénients se tenir debout et rentrer chez elles; je leur conseille un repos relatif sur la chaise longue, sans interdiction absolue toutefois de prendre leurs repas à table, de se rendre à la garde-robe, de vaquer à quelques occupations peu fatigantes.

Cette latitude ne s'étend pas aux cas où l'on fait la dilatation et le tamponnement antiseptique comme prélude à une colpopérinéorrhaphie, chez les femmes à périnée insuffisant; dans ces conditions, le pansement et la tige ont une extrême tendance à sortir; il faut interdire complètement la station debout, recommander la plus grande prudence dans les efforts de miction, de défécation et de toux; il est même utile de soutenir le tamponnement vaginal par un bandage en T sur la vulve.

Gonflement des tiges. **Effets produits par la présence des tiges.** — Placées dans l'utérus, milieu chaud et humide, les tiges subissent une augmentation de volume qui va jusqu'à tripler et quadrupler leur diamètre ; cette augmentation de volume est d'ailleurs plus considérable proportionnellement pour les petites tiges que pour les grosses. Elle commence peu d'instants après l'introduction ; elle atteint son plein effet au bout de 10 ou 12 heures ; pour les commodités de la pratique, j'ai coutume de laisser chaque tige en place pendant 24 heures environ.

Les sensations éprouvées sont fort variables. Chez bon nombre de femmes, la douleur est tout à fait inappréciable ; chez d'autres, elle se manifeste sous forme de coliques sourdes, une heure environ après l'introduction de la tige, au moment où celle-ci commence à se dilater sérieusement ; elle persiste ainsi pendant 2 ou 3 heures, pour se calmer ensuite jusqu'à l'extraction de la tige ; je ne l'ai jamais vue être assez intense pour me forcer à enlever celle-ci avant le terme habituel de 24 heures.

Quand elle est par trop vive, je prescris soit des cataplasmes laudanisés sur le ventre, soit l'administration d'un lavement contenant 12 à 15 gouttes de laudanum ou 2 grammes de bromure de potassium associés à 1 gramme d'hydrate de chloral ; ces petits moyens sont rarement nécessaires et toujours suffisants.

Extraction de la tige de laminaire. — Pour retirer la tige, on place la malade dans la position du spéculum.

Soit avec une pince à pansement, soit simplement avec l'index et le médius de la main droite, enduits de vaseline antiseptique, on retire les tampons vaginaux. La tige s'enlève souvent par une simple préhension entre ces deux doigts, aidée de quelques tractions sur le fil dont elle est munie.

Si elle résiste, on la saisit avec une longue pince à pansement ; il faut avoir soin de ne pas exercer sur elle de tractions directes, mais de lui imprimer de légers mouvements de rotation ; c'est le meilleur moyen de vaincre les adhérences qu'elle a pu contracter avec la muqueuse de l'utérus.

Si elle se trouvait enchâtonnée dans la cavité utérine, il faudrait, après avoir constaté l'impuissance des tractions modérées jointes à des mouvements méthodiques de torsion, fixer le col avec une pince, puis le dilater avec l'instrument de Sims, ou l'inciser bilatéralement, jusqu'à la hauteur convenable, à l'aide de forts ciseaux.

Dès que la tige est retirée, on fait une irrigation antiseptique soigneuse du vagin, pour entraîner les mucosités sanguinolentes et les débris de muqueuse dont la présence de la tige a presque toujours provoqué l'issue.

Tout cela s'exécute sans l'application du spéculum.

La cavité utérine est prête alors soit pour le curettage, si la dilatation est suffisante, soit, dans le cas contraire, pour le placement d'une nouvelle tige.

Déformations subies par la tige. — Il ne faut pas négliger de se rendre compte, par l'inspection de la tige, de l'état de la cavité utérine.

La dilatation obtenue est variable, nous l'avons dit, selon le volume relatif de la tige et aussi suivant sa qualité. Il est rare que cette tige ait conservé sa forme régulièrement cylindrique ; elle est plus ou moins déformée, plus ou moins hérissée de saillies et de dépressions ; d'une manière générale, elle reproduit assez fidèlement le moule de la cavité utérine, un peu aplatie d'avant en arrière et présentant fréquemment des courbures latérales.

Souvent, dans les utérus rigides et surtout après la première séance de dilatation, elle présente une sorte d'étranglement à sa partie moyenne, au point qui correspond à l'union du corps et du col de l'utérus ; cette disposition indique que la résistance du sphincter utérin n'est pas vaincue ; tant que je la constate à un degré très marqué, je considère qu'il est indiqué de pousser la dilatation plus loin avant de procéder au curettage.

A quel degré doit-on pousser la dilatation utérine en vue d'un curettage ? — La chose est difficile à exprimer, mathématiquement, en millimètres. Je répondrai plus simplement, m'en tenant au point de vue clinique :

Jusqu'au point où, le col étant fixé et abaissé par une pince, je puis sans efforts introduire mon index tout entier dans la cavité utérine et explorer celle-ci dans toute son étendue.

Combien de temps doit durer la dilatation ? — Ici encore, la réponse est variable.

Tel utérus est tellement dilaté par avance qu'il admet d'emblée

une tige de fort calibre et qu'en 24 heures on est en possession
d'une dilatation suffisante ; tel autre est au contraire étroit et
résistant au point qu'on est forcé de commencer par les tiges les
plus petites et que ce n'est pas trop de 4 à 5 séances pour l'amener
au degré d'ampliation nécessaire.

C'est affaire de tact et d'expérience de la part du chirurgien ;
il s'agit de concilier deux choses : obtenir une dilatation suffisante,
la sécurité opératoire est à ce prix ; l'obtenir dans le délai minimum, car chaque jour de retard augmente l'énervement de la
patiente qui vit dans l'anxiété de l'opération attendue.

Ce dernier point de vue mis à part, la répétition des tiges de
laminaire n'offre par elle-même aucun danger, tant que l'antisepsie
est bien faite. Je puis citer une malade chez laquelle j'ai été
conduit, pour des raisons extra-chirurgicales, à maintenir la dilatation pendant 16 jours par l'introduction successive d'autant de
laminaires de fort calibre ; notons qu'il s'agissait d'une dégéné-
rescence maligne de la muqueuse du corps, avec hydrorrhée
abondante et fétide ; or jamais la malade ne s'est mieux portée que
pendant cette période de dilatation prolongée.

Mais laissons de côté les exceptions.

Dans la généralité des cas, deux tiges, appliquées à 24 heures
d'intervalle, constituent la moyenne nécessaire et suffisante pour
préparer un utérus au curettage. Une première, de 3 à 5 millimètres, est grosse le lendemain comme un tuyau de pipe ; celle
qui la remplace, de 5 à 8 millimètres, n'est retirée qu'au moment
de l'opération, ayant atteint le diamètre approximatif de l'index.

Tout cela est variable ; mais ces moyennes suffisent à fixer
les idées.

Le placement des laminaires exige-t-il la présence
d'un aide ? — Cela dépend.

Quand l'opération a lieu à l'hôpital ou dans une clinique, le
chirurgien aurait tort de ne pas utiliser, dans tous les cas, les
aides qu'il a sous la main et dont la collaboration intelligente
facilite toujours les manœuvres.

En clientèle, il faut distinguer :

Dans les cas faciles, le chirurgien, avec un peu de dextérité et
d'habitude, se tirera d'affaire tout seul.

Mais l'assistance d'un aide est utile quand il faut fixer et abaisser le col, même avec le spéculum à écartement. Elle devient à peu près indispensable quand il faut recourir aux valves isolées ; heureusement le rôle de cet aide, limité à l'immobilisation d'une valve et de la pince fixatrice, est purement passif ; il ne comporte aucun contact immédiat avec le champ opératoire ; c'est dire qu'on peut utiliser, pour cette assistance indirecte, une personne quelconque de l'entourage de la malade.

3° Les préliminaires de l'opération

Nécessité d'une
antisepsie
rigoureuse.

L'idée d'ensemble qui doit présider à tout ce qui concerne le curettage est le souci d'une *antisepsie* exacte, minutieuse, telle qu'on la pratiquerait pour la laparotomie la plus délicate ; j'insisterai sur ce point, au risque de me répéter, d'un bout à l'autre de ce travail.

Le curettage, entre les mains d'un chirurgien aseptique, est une intervention sans dangers ; mais tout praticien qui, par éducation, par tempérament, par défaut de temps ou par imperfection d'outillage, ne sera pas certain de réaliser avec une stricte rigueur son asepsie personnelle, celle de ses aides, celle de l'opérée, celle de l'appareil instrumental, fera bien de s'abstenir ; du jour où le curettage perdra son caractère de grande opération pour tomber dans le domaine de la petite chirurgie gynécologique, du jour où tout médecin croira pouvoir le pratiquer au pied levé, on peut s'attendre à des mécomptes et à des accidents ; je parle, bien entendu, des curettages sérieux, des curettages pratiqués à fond, et non de ces simulacres de curettages, toilettes sommaires et superficielles de l'entrée du col, qui sont à peu près sans dangers mais en même temps sans efficacité possible.

Je ne rappellerai pas les règles générales de l'antisepsie opératoire, règles communes à toutes les interventions gynécologiques, celles par exemple qui concernent l'asepsie de l'opérateur et de ses aides, la toilette de leurs mains, etc ; ces règles sont exposées dans tous les traités modernes de gynécologie ; je les ai moi-même rappelées ailleurs (1). Je ne veux m'occuper ici que de ce qui est spécial au curettage.

Je ne dresserai pas non plus la liste de tous les instruments nécessaires à l'opération ; ces instruments seront mentionnés à mesure que j'en indiquerai l'usage.

• Antisepsie de l'opérée. — L'antisepsie de l'opérée se confond, en grande partie, avec la dilatation préliminaire.

La présence dans l'utérus de tiges imprégnées d'iodoforme, avec les lavages au sublimé et les tamponnements antiseptiques du vagin que comporte leur introduction, tout cela réalise une asepsie aussi exacte que possible des voies génitales.

La veille de l'opération, je fais prendre un purgatif et, quelques instants avant l'opération, un lavement glycériné, pour assurer la vacuité de l'intestin.

Le matin même de l'opération, je prescris un bain tiède, avec la recommandation de savonner et de brosser fortement les régions du pubis et de la vulve ; avant le bain, les poils qui entourent la vulve devront avoir été coupés aussi ras que possible avec des ciseaux courbes.

Cette toilette me semble suffisante ; je réserve l'usage du rasoir, toujours désagréable aux femmes, pour les cas où je dois pratiquer une opération anaplastique sur le vagin ou le périnée.

Le local de l'opération. — Je n'ignore pas que des curettages ont été faits dans le cabinet même du médecin et que les malades ont pu être renvoyées chez elles séance tenante ; je crois qu'il serait peu prudent de généraliser cette pratique.

La malade doit être opérée dans sa chambre même ou dans une pièce voisine, à proximité du lit où elle sera transportée ensuite. Il faut que la pièce soit suffisamment vaste et claire ; elle sera soigneusement aérée, balayée et époussetée, la veille de l'opération, après qu'on en aura retiré tous les rideaux, tapis et meubles inutiles. Je n'emploie pas le spray phéniqué ; mais il est bon que le parquet soit lavé avec une solution antiseptique et que

<hr>

(1). *De l'Opération césarienne*, Paris 1800, p. 200-210.

quelques pulvérisations du même liquide soient faites dans l'atmosphère de la pièce pour entraîner les poussières.

La table d'opération.

La table d'opération. — Je n'emploie aucune des tables machinées qui peuvent avoir leurs avantages dans d'autres cas ; elles sont inutiles pour le curettage. Le meilleur meuble est ici une simple table en bois, rectangulaire, étroite, à pieds solides ; il est toujours prudent de la laver à l'eau bouillante ; on la garnit d'oreillers ou d'un petit matelas ; le tout est recouvert d'un drap d'alèze bien propre. Cette table est placée en long, devant la principale fenêtre de la pièce, à une distance suffisante pour que je puisse facilement m'asseoir et me mouvoir entre la fenêtre et la table.

Dans l'embrasure de la fenêtre, à 1 m. 50 environ au-dessus du plan de la table, je fais fixer un crochet solide pour soutenir le récipient à irrigation.

Une autre table, placée à la portée de ma main, à droite, servira de support aux plateaux à instruments et aux objets de pansement ; elle sera recouverte au dernier moment d'un linge propre.

J'attache une grande importance à ce que la fenêtre soit dépourvue de grands rideaux ; ceux-ci, involontairement secoués dans le va-et-vient de l'opération, risquent de projeter des poussières sur le champ opératoire et sur les instruments.

Les instruments.

Les instruments. — Tous les instruments que j'emploie pour le curettage sont entièrement métalliques, susceptibles par conséquent de subir la désinfection par la chaleur sans se détériorer.

Stérilisation à l'étuve.

Je les stérilise par un séjour de 30 minutes dans une étuve à 140°. Ce procédé donne une sécurité absolue.

Désinfection par l'ébullition.

Mais, quand on ne possède pas d'étuve, il suffit de soumettre les instruments à l'ébullition pendant quelques minutes dans la solution phéniquée forte pour leur conférer une asepsie très suffisante en pratique ; pendant longtemps je m'en suis tenu à ce procédé très simple et je n'ai jamais eu le moindre accident.

Actuellement je combine ces deux moyens ; voici comment je procède :

Aussitôt après un curettage, je fais bouillir mes instruments pendant 10 minutes; je les essuie, je les lave au chloroforme ou à l'alcool et je les place dans une vitrine soigneusement close.

Ils sont renfermés dans une boîte rectangulaire en métal nickelé dont le corps et le couvercle s'emboîtent très-exactement.

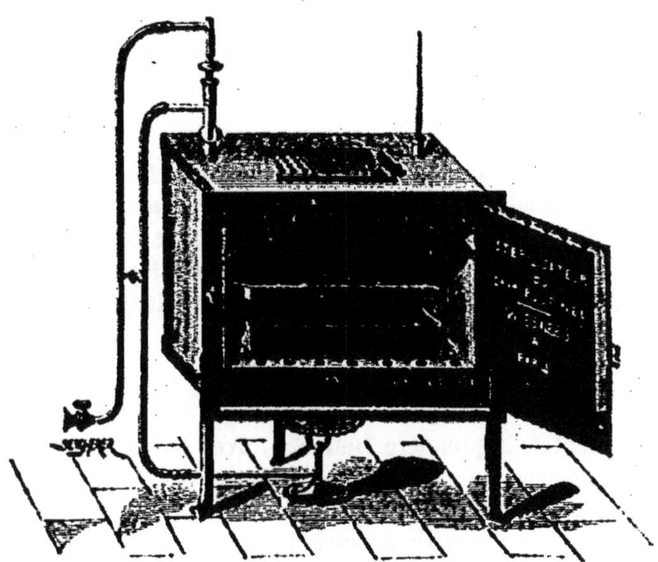

Fig. 2. — Stérilisateur du Dr POUPINEL.

Quelques instants avant le moment où les instruments doivent servir de nouveau, cette boîte et son contenu sont placés dans l'étuve. Après stérilisation et refroidissement, la boîte est enfermée dans une gaine imperméable qui la met à l'abri de toute poussière; elle est transportée dans ces conditions auprès de l'opérée.

Les objets de pansement. — Je n'emploie que deux substances: le coton hydrophile stérilisé à l'étuve et la gaze iodoformée.

Chacune de ces deux substances est disposée dans un bocal en verre, muni d'un couvercle; ces bocaux sont lavés à l'eau bouillante et rincés avec la liqueur de VAN SWIETEN; le coton est découpé en tampons de la grosseur moyenne d'un petit œuf; la gaze, en bandes de 8 à 10 centimètres de large.

Tampons et bandes sont retirés des bocaux avec une pince stérilisée, au fur et à mesure des besoins. On doit veiller à ce que les bocaux ne restent pas découverts et aussi à ce que les personnes de l'entourage, dont les mains ne sont pas préparées, se bornent à présenter les bocaux sans obéir à la tentation instinctive d'en saisir le contenu avec les doigts.

— Je résume sous une autre forme les *préliminaires d'un curettage* ; je prends pour type le cas le plus complexe, celui d'un curettage fait dans la clientèle privée, au domicile de la malade.

J'ai dit que, dans la généralité des cas, je m'attachais à réduire à deux journées cette période de préparation, toujours pénible pour les malades nerveuses.

Première Journée :

Placement de la première laminaire, avec irrigation vaginale et tamponnement antiseptique : cette manœuvre a généralement lieu, ce jour-là, dans mon cabinet.

Je prescris une purgation pour le lendemain matin.

Je formule l'ordonnance suivante, à faire exécuter le jour même :

> 1° Sublimé.................... 10 gr.
> Alcool à 90°.............. q. s. pour dissoudre.
> Eau distillée.............. q. s. pour 200 gr.
>
> f. s. a. une solution, dans un flacon gradué en 10 parties égales (1).
>
> 2° Coton hydrophile stérilisé . 125 gr.
> 3° Gaze iodoformée à 30 °/₀... 1 mètre.
> 4° Deux bocaux en verre avec leurs couvercles.

(1). — Cette solution, ainsi dosée, me permet de préparer moi-même, au moment nécessaire, soit la liqueur de van Swieten, soit telle ou telle solution mercurielle plus ou moins concentrée.

5° Vaseline au sublimé à 1 °/₀₀. 20 gr.
6° Glycérine neutre............ 15 gr.
   Créosote de hêtre.......... 5 à 10 gr.

   f. s. a. une solution.

7° Chloroforme anesthésique (1) 60 gr.

Deuxième Journée :

Placement de la deuxième laminaire ; cette séance a lieu au domicile de la malade.

J'en profite pour prescrire la désinfection et l'aménagement de la chambre, suivant le mode indiqué plus haut ; je dispose le coton et la gaze dans leurs bocaux ; je fixe l'heure de l'opération.

Je prescris :

1° Le lendemain matin, faire prendre un bain savonneux précédé de la section des poils de la vulve ; laisser la malade à jeun ; lui administrer un lavement glycériné tiède.

2° Préparer, dans des bouteilles en verre bien lavées à l'eau chaude, 4 à 5 litres d'eau bouillie, filtrée et refroidie, à laquelle on ajoutera, par litre, une cuillerée à soupe de la solution mercurielle prescrite ; boucher ces bouteilles avec des bouchons neufs. — Maintenir à l'ébullition, pour l'heure de l'opération, 4 à 5 litres d'eau filtrée.

---

(1). — J'ai adopté, dans ma pratique, le chloroforme anesthésique du Dr Autard, préparé par Bréavoat, pharmacien à Paris, dont la pureté est absolue et qui donne toute sécurité dans les anesthésies.

CHAPITRE II

L'OPÉRATION PROPREMENT DITE

Je prends la description de la technique opératoire à partir du moment où le chirurgien et ses aides arrivent auprès de la patiente.

Les aides.

Il est avantageux, pour la bonne exécution d'un curettage, de pouvoir disposer de *trois aides*. Ces aides doivent être, autant que possible, toujours les mêmes, familiers non seulement avec la technique de l'opération, mais encore et surtout avec la pratique de l'antisepsie ; il est bien entendu, dès maintenant, qu'aucune personne de l'entourage de la malade, si intelligente et si dévouée qu'elle puisse être, n'interviendra en quoi que ce soit dans l'opération, sinon pour les menus services ne l'obligeant à porter ses mains ni sur les instruments, ni sur les objets de pansement, ni sur le champ opératoire.

Les fonctions des trois aides doivent être bien définies et chacun doit se cantonner strictement dans la sienne :

L'aide chargé du chloroforme a un rôle assez important pour s'y absorber tout entier et ne s'occuper en rien du reste de l'opération ; par contre, il doit être assez rompu à tous les incidents de la chloroformisation pour que l'opérateur et les assistants directs n'aient à songer qu'à leur propre besogne.

Les deux autres aides sont les assistants directs.

L'un d'eux a pour fonctions de placer, suivant les besoins, les écarteurs vaginaux, de maintenir le col convenablement fixé et abaissé au moyen de la pince ; son rôle, pour être peu varié, n'est pas le moins utile ni surtout le moins fatigant.

L'autre présente au chirurgien les instruments multiples que réclament les divers temps de l'opération, les tampons d'ouate, les lanières de gaze, etc ; c'est celui-là surtout qui doit être familier avec l'opération et avec les habitudes de l'opérateur, afin de comprendre sur un signe et même de prévoir ce dont celui-ci va avoir besoin ; l'opération y gagne en rapidité et en bonne exécution.

Un seul assistant direct peut suffire à la rigueur ; mais alors l'opérateur est obligé de chercher lui-même ses instruments dans les plateaux, de prendre les tampons, les lanières de gaze, le tout au prix d'une notable perte de temps.

Préparatifs immédiats.

En arrivant auprès de la malade, j'aseptise une première fois mes mains et je procède aux soins suivants :

J'ouvre la boîte métallique qui contient les instruments ; le corps et le couvercle forment deux plateaux dans lesquels je dispose les instruments dans un ordre défini ; j'y fais verser immédiatement de l'eau bouillante à hauteur suffisante pour que ceux-ci soient immergés en entier ; comme leur stérilisation est absolue, il ne s'agit que de les maintenir aseptiques en les préservant des poussières ambiantes ; l'eau bouillante suffit à remplir ce but ; j'évite ainsi l'addition de toute substance antiseptique au liquide dans lequel baignent les instruments et la détérioration rapide des tranchants et des pointes qui en est la conséquence.

A côté des plateaux, on dispose une cuvette remplie de solution de sublimé à 1/1000, chaude, dans laquelle chaque instrument sera rincé, à mesure qu'il aura servi, avant d'être replacé dans son plateau.

Sur la même table prennent place : les bocaux contenant l'ouate et la gaze ; — la glycérine créosotée, dans un petit flacon à large ouverture ; — le pot de vaseline au sublimé.

Sur une chaise, à ma droite, une seconde cuvette, également remplie de solution mercurielle chaude, me servira à rincer mes mains pendant l'opération.

Je remplis l'appareil irrigateur de solution de sublimé à 1/2000 et je le suspends à son crochet ; il ne faut pas craindre de

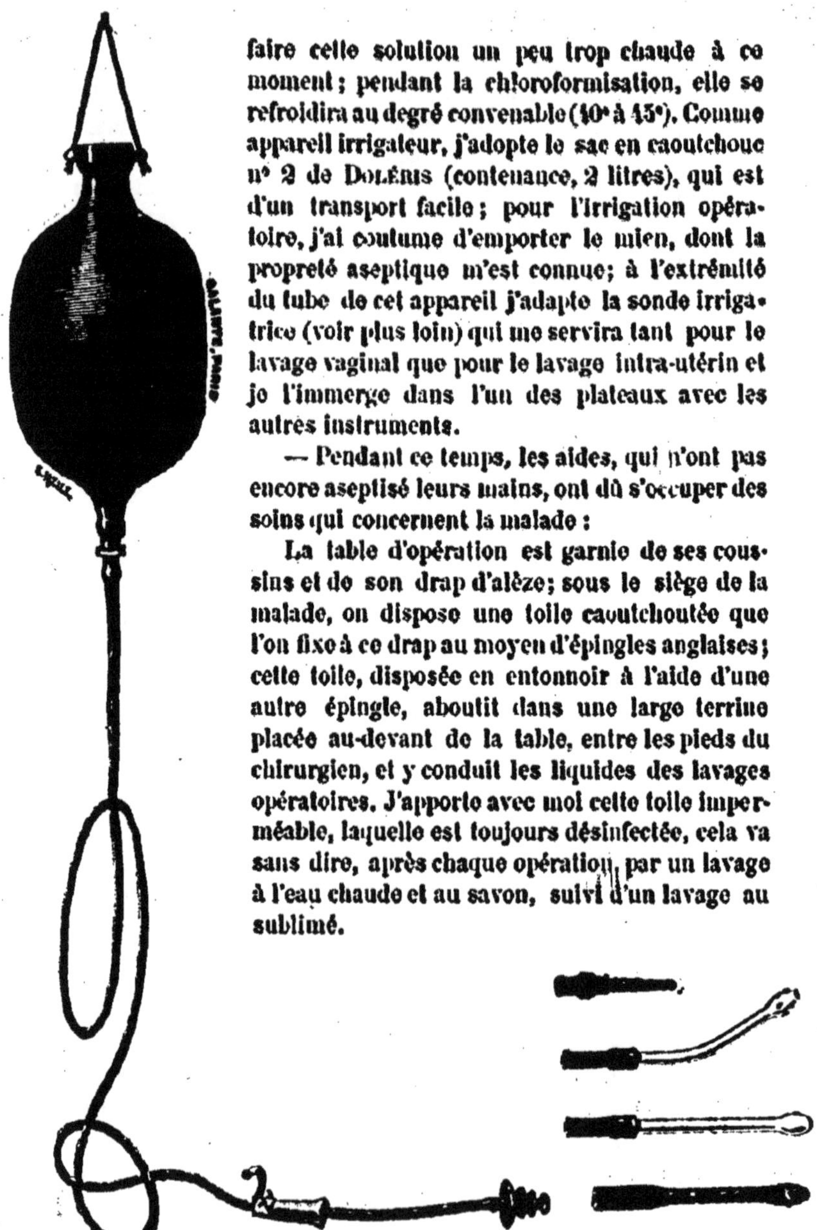

faire cette solution un peu trop chaude à ce moment ; pendant la chloroformisation, elle se refroidira au degré convenable (40° à 45°). Comme appareil irrigateur, j'adopte le sac en caoutchouc n° 2 de Doléris (contenance, 2 litres), qui est d'un transport facile ; pour l'irrigation opératoire, j'ai coutume d'emporter le mien, dont la propreté aseptique m'est connue ; à l'extrémité du tube de cet appareil j'adapte la sonde irrigatrice (voir plus loin) qui me servira tant pour le lavage vaginal que pour le lavage intra-utérin et je l'immerge dans l'un des plateaux avec les autres instruments.

— Pendant ce temps, les aides, qui n'ont pas encore aseptisé leurs mains, ont dû s'occuper des soins qui concernent la malade :

La table d'opération est garnie de ses coussins et de son drap d'alèze ; sous le siège de la malade, on dispose une toile caoutchoutée que l'on fixe à ce drap au moyen d'épingles anglaises ; cette toile, disposée en entonnoir à l'aide d'une autre épingle, aboutit dans une large terrine placée au-devant de la table, entre les pieds du chirurgien, et y conduit les liquides des lavages opératoires. J'apporte avec moi cette toile imperméable, laquelle est toujours désinfectée, cela va sans dire, après chaque opération, par un lavage à l'eau chaude et au savon, suivi d'un lavage au sublimé.

Fig. 3. — Sac à irrigation de Doléris.

Les jambes et les cuisses de la patiente sont entourées de larges bandes de flanelle fixées par des bracelets en caoutchouc ; il est prudent, pendant le sommeil chloroformique, d'éviter tout refroidissement ; en hiver, bien entendu, on aura allumé du feu dans la chambre ; une température de 20° à 25° y est nécessaire.

L'opérée ne doit avoir pour tout vêtement que sa chemise et une camisole, afin que la respiration ne soit pas gênée ; on peut lui étendre sur la poitrine et sur les épaules un châle ou une légère couverture, mais à la condition de laisser le bas-ventre à découvert et d'éviter tout contact de ce vêtement avec le champ opératoire ; la chemise, cela va sans dire, sera relevée jusque sous la ceinture.

La position à donner à l'opérée est celle de la taille, le siège dépassant légèrement le bord du meuble. Les jambes peuvent

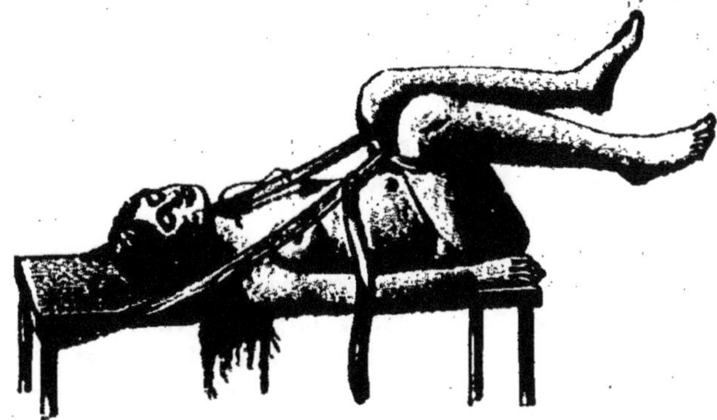

Fig. 4. — Courroie du Dr Auvard.

être maintenues dans cette position par les aides ; je préfère toutefois les appareils mécaniques imaginés à cet effet ; ils ont l'avantage de laisser aux aides la libre disposition de leurs deux mains. Les divers appareils de CLOVEN, de VON OTT, de SÆNGER peuvent servir ; beaucoup plus simplement, j'utilise la courroie employée par AUVARD et dont le schéma ci-contre indique la disposition.

On commence à donner le chloroforme, la femme ayant les jambes libres, les pieds reposant sur une chaise ; c'est seulement quand la période d'agitation est passée que les aides appliquent la courroie et placent l'opérée dans son attitude définitive.

Ils procèdent ensuite à la désinfection de leurs mains et, à partir de ce moment, ils ne doivent plus avoir aucun contact avec les vêtements ou les parties non aseptisées du corps de la malade, pour éviter toute contamination.

Pendant que l'anesthésie se complète, que les aides directs préparent leurs mains, l'opérateur effectue les manœuvres suivantes :

Cathétérisme vésical avec une sonde métallique aseptisée ;

Retrait du tamponnement vaginal et de la tige de laminaire ;

Irrigation du vagin, soigneuse et prolongée, avec la solution chaude de sublimé ;

Savonnage et brossage de toute la région ano-vulvaire ;

Lavage de la même région au sublimé ;

Enfin aseptisation définitive de ses mains par le savonnage à l'eau chaude, le lavage à l'alcool et l'immersion dans la solution de sublimé pendant une minute environ.

L'opération.

Tout le monde étant prêt, l'opération commence : elle comporte plusieurs temps ;

1° Écartement des parois vaginales. — Le chirurgien, ayant largement enduit de vaseline au sublimé l'index et le médius de sa main gauche, déprime la fourchette à l'aide de ces deux doigts et introduit dans le vagin la valve périnéale. Je me sers d'une valve de Simon, large et courte pour bien étaler la paroi vaginale postérieure, légèrement échancrée à son extrémité pour loger le col de l'utérus. Cette valve restera en place tout le temps de l'opération ; une courbure spéciale lui permet de tenir en place sans le secours d'un aide ; on peut donc l'abandonner à elle-même.

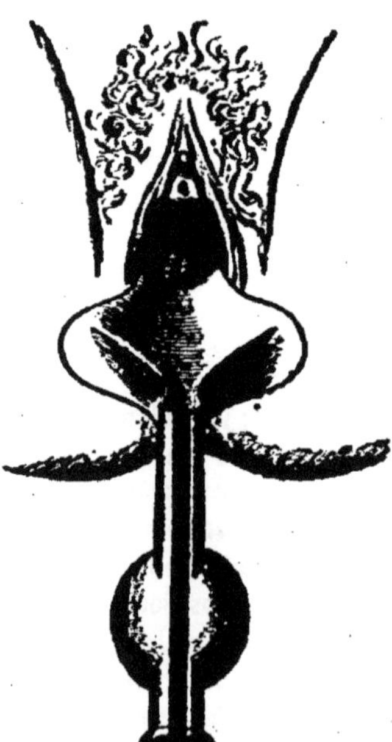

Fig. 5. — Valve périnéale pesante.

La boule métallique pesante dont Auvard a eu l'idée de munir l'extrémité du manche, en vue d'obtenir une pression automatique sur le périnée, assure à la valve une fixité plus complète.

Avec une valve ordinaire, on écarte de même la paroi antérieure du vagin ; le col apparaît alors largement à découvert ; il est exceptionnel qu'on soit obligé d'employer des écarteurs latéraux.

2° Fixation et abaissement du col. — Si cette manœuvre est parfois inutile pour le simple placement des laminaires, elle est indispensable pour le curettage ; seule elle fournit à l'utérus le point d'appui solide qui l'empêche de fuir devant la curette ; seule elle lui donne la direction rectiligne qui assure à cet instrument son libre jeu et sa pleine action.

Elle s'exécute en saisissant une des lèvres du col, ou toutes les deux, avec une pince spéciale ; la préhension de la lèvre antérieure suffit généralement.

La pince de Museux, dont chaque mors est bifurqué, n'est utile que lorsque le col est d'une friabilité excessive ; dans les cas ordinaires, je la rejette comme occupant trop de place et multipliant inutilement le traumatisme.

Je lui préfère la pince dite *tire-balles*, dont chaque mors n'a qu'une griffe ; elle est légère, tient peu de place et donne une

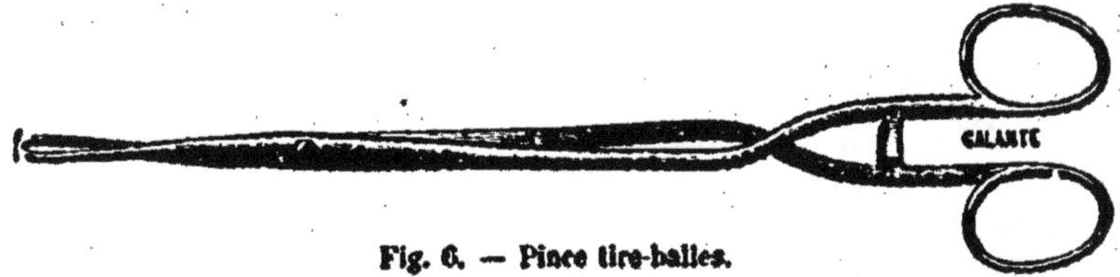

Fig. 6. — Pince tire-balles.

prise très-suffisamment solide dans la grande majorité des cas. Il est bon de choisir des pinces dont les griffes s'*affrontent*, au lieu de *chevaucher l'une sur l'autre*, sous peine de compliquer le traumatisme et de risquer de se blesser soi-même lorsque, pendant l'opération, on explore la cavité du col avec le doigt.

J'ai fait construire par Galante une pince de ce genre munie d'un tube disposé pour l'irrigation continue. Cet instrument est plus spécialement imaginé en vue des opérations sur le col, où

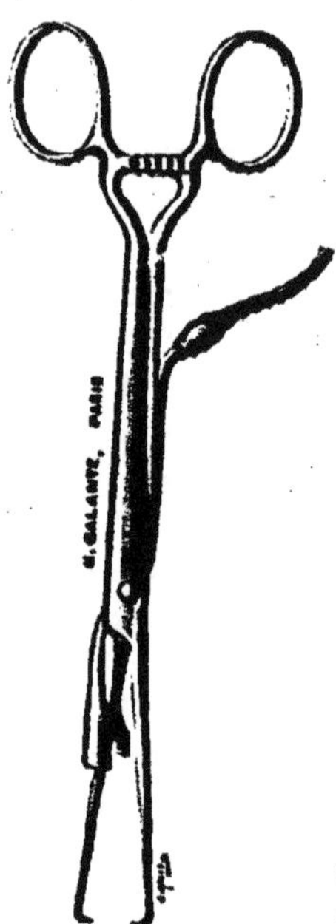

l'irrigation continue est nécessaire ; il peut être utilisé dans le curettage ; je reconnais toutefois que son emploi complique un peu les choses, parce qu'il exige la présence d'un second tube à irrigation.

Le traumatisme produit par la pénétration des griffes de la pince dans le tissu du col est insignifiant ; la piqûre se referme sans laisser de traces, à la condition que l'instrument soit bien aseptique ; par surcroît de précautions, j'ai coutume de l'immerger, au moment de m'en servir, dans l'éther iodoformé.

Quant à l'abaissement de l'utérus, c'est une pratique dont l'innocuité est bien établie par l'expérience de chaque jour, malgré les préjugés de quelques médecins, toujours sous la condition d'une asepsie rigoureuse. Les tractions doivent être lentes, sans secousses ; chez certaines femmes, on amène sans peine le col jusqu'à la vulve ; chez d'autres, l'abaissement est moins facile ; mais on arrive toujours à le réaliser dans des proportions suffisantes pour la commo-

Fig. 7.
Pince irrigatrice à fixation du Dr BERLUX.

dité opératoire. Il n'y aurait de résistance insurmontable que si l'utérus était immobilisé dans le petit bassin par des adhérences très étendues et très serrées ; mais alors les accidents éprouvés par la malade ne seraient pas justiciables du curettage et nécessiteraient une toute autre intervention.

Pour exécuter la fixation et l'abaissement du col, on implante franchement les griffes de la pince dans la lèvre antérieure, sur la ligne médiane, à 1 centimètre environ du bord libre de cette lèvre ; la pince est munie d'une crémaillère qui assure l'affrontement des griffes. On peut retirer alors la valve qui maintenait la paroi supérieure du vagin ; on exerce une traction lente sur la pince, jusqu'à ce que le col soit nettement visible à la vulve ; il faut avoir soin de ne pas immobiliser la valve périnéale, laquelle est restée en place, sans quoi son extrémité s'opposerait à la descente du col. Celui-ci étant convenablement abaissé, la pince est relevée dans la direction verticale et confiée à un des aides qui la maintient à pleine main pendant toute l'opération ; cet aide imprimera au col les divers mouvements réclamés par le chirurgien.

3° Hystérométrie et dilatation complémentaire. — On vérifie une dernière fois, par l'hystéromètre, la profondeur et la direction de la cavité utérine.

C'est à ce moment qu'il est utile de compléter, au moyen des instruments métalliques, la dilatation obtenue par les laminaires.

Les dilatateurs métalliques sont fort nombreux. Les plus usités, les seuls que j'aie employés, sont :

a. — *Le dilatateur à trois branches, de* Sims. — Il est très puissant, bien en main. Je lui reproche la multiplicité de ses

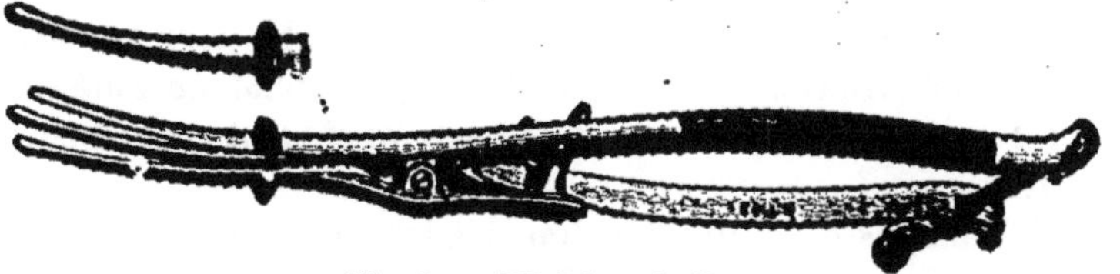

Fig. 8. — Dilatateur de Sims.

articulations et de ses pièces, conditions peu compatibles avec un nettoyage facile ; je l'ai beaucoup employé ; je n'ai jamais eu d'accidents ; il n'en est pas moins vrai que son nettoyage, si minutieux soit-il, ne me satisfait jamais pleinement et que j'en viens de plus en plus à lui préférer des instruments d'une asepsie plus certaine.

b. — *Les bougies dites de* Héoar remplissent cette condition ;

Fig. 9. — Bougie type de Héoar.

par leur surface strictement lisse, elles réalisent l'idéal de l'instrument aseptisable. Au point de vue de leur mode d'action, elles sont à l'utérus ce que sont à l'urèthre les bougies de BÉNIQUÉ.

Je n'emploie pas précisément les bougies types de HÉGAR, qui sont en gomme durcie et munies d'un manche.

Je préfère, au point de vue de la stérilisation à l'étuve, les bougies en métal nickelé, qui sont une modification des précédentes imaginée par AUVARD ; elles sont graduées suivant une

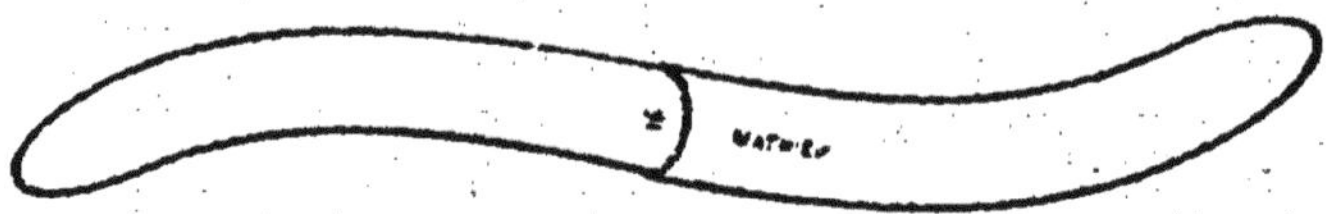

Fig. 10. — Modification du Dr AUVARD.

série progressive de numéros ; chaque pièce comporte un numéro à chaque extrémité, à la manière des sondes de BOWMAN usitées en oculistique.

On introduit d'abord un numéro assez faible pour pénétrer sans le moindre effort ; on le pousse jusqu'au fond de l'utérus ; on lui imprime quelques mouvements de va-et-vient et de circumduction.

Puis on passe au numéro immédiatement supérieur et l'on parcourt ainsi la série progressive des bougies jusqu'à ce qu'on sente quelque résistance ; à ce moment il est bon de prolonger un peu le séjour de chaque bougie.

Si l'on éprouve une difficulté réelle à faire pénétrer un numéro, mieux vaut, au lieu de déployer de la force et de s'exposer à une échappée dangereuse, reprendre le numéro immédiatement inférieur, le tenir un peu plus longtemps en place et accentuer les mouvements de circumduction.

Il est rare qu'en procédant de cette façon on n'arrive pas en quelques minutes à passer les numéros 14 ou 15 qui donnent une dilatation suffisante pour introduire l'index dans la cavité utérine. A l'aide de ce doigt, on détermine alors l'état de la muqueuse : on se rend compte de sa consistance, de ses fongosités, des saillies polypeuses plus ou moins importantes qu'elle peut présenter, etc.

4º Premier lavage intra-utérin. — A ce moment, on peut introduire tout de suite la curette. Je préfère pratiquer d'abord un lavage de la cavité utérine, pour la débarrasser des mucosités qu'elle contient et pour entrainer les caillots de sang dont l'introduction des bougies et du doigt a pu provoquer la formation.

Les sondes irrigatrices intra-utérines sont innombrables ; je ne m'arrêterai pas à les décrire toutes ni à en discuter les mérites respectifs.

J'en ai surtout employé deux : celle de Budin et celle de Doléris.

Celle de Budin, en fer à cheval, me parait convenir surtout

Les sondes irrigatrices.

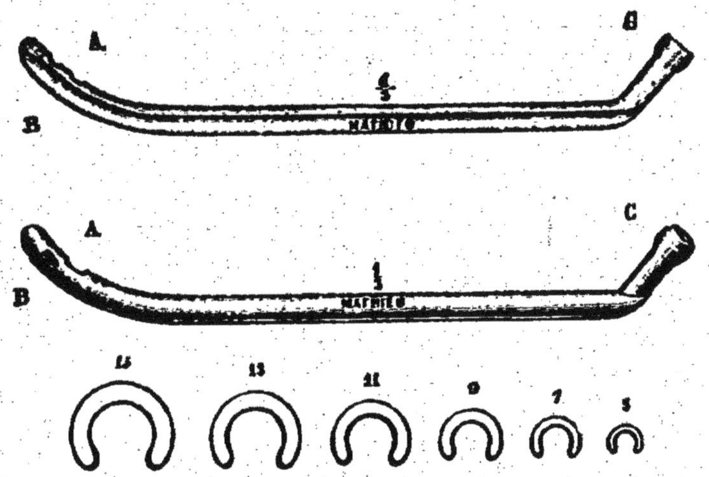

Fig. 11. — Sonde irrigatrice de Budin.

aux interventions post-puerpérales, où l'utérus est par lui-même largement dilaté.

Celle de Doléris repose sur un principe excellent, l'existence de deux branches creuses dont on peut faire varier l'écartement

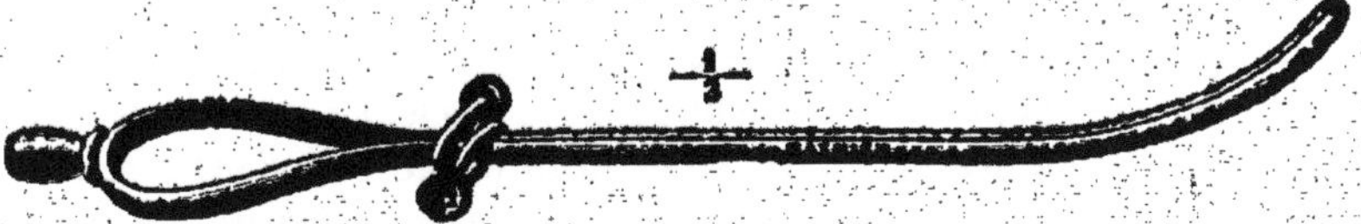

Fig. 12. — Sonde irrigatrice de Doléris.

au moyen d'un pas de vis ; cette disposition, en dilatant le col, assure
le retour facile du liquide ; en pratique, il est vrai, ces deux branches sont un peu trop flexibles pour lutter efficacement contre une
résistance réelle du col. Mais le défaut principal que je reproche
à cette sonde, défaut qu'elle partage d'ailleurs avec celle de BUDIN,
c'est d'être munie de fenêtres sur la face externe de ses branches ;
chaque fois qu'on la retire de l'utérus, les bords tranchants de ces
fenêtres, raclant la surface utérine, en détachent des caillots de
sang, des débris de muqueuse qui viennent se loger dans la cavité
des branches de la sonde ; comme ces branches se terminent en
culs-de-sacs, le nettoyage ne peut jamais en être absolu. Je puis
donc dire de cet instrument ce que j'ai dit du dilatateur de SIMS ;
il ne m'a jamais donné d'accidents, mais il me laisse toujours
quelques doutes au point de vue d'une antisepsie exacte.

La sonde irrigatrice imaginée par A. REVERDIN et construite
par DEMAUREX, de Genève, me semble préférable ; je l'emploie

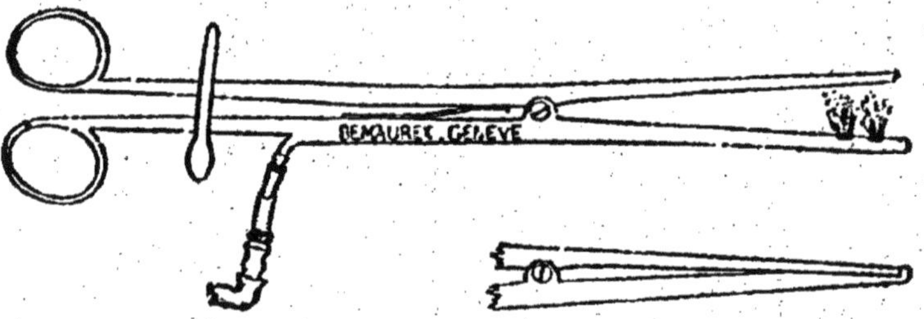

Fig. 13. — Sonde irrigatrice de A. REVERDIN.

depuis quelque temps et suis très disposé à m'y tenir. Elle est
basée sur le même excellent principe que la sonde de DOLÉRIS,
à savoir le retour du liquide assuré par l'écartement des branches,
et elle n'a pas les mêmes défauts. Ses branches sont très rigides ;
leur écartement est produit par la simple pression de la main ;
c'est à la fois un instrument d'irrigation et de dilatation énergique.
De plus, une seule des branches est creuse ; elle ne présente
qu'une seule fenêtre, très large, située sur sa face interne. L'autre
branche est pleine ; lorsqu'on retire la sonde, en ayant soin d'en
rapprocher les branches, la branche pleine s'applique sur cette
fenêtre et l'obture hermétiquement, en sorte qu'on est certain de

ne pas ramener à l'intérieur de la sonde de détritus susceptibles de l'infecter. L'écartement des branches est maintenu par une crémaillère à ressort.

On introduit la sonde irrigatrice jusqu'au fond de l'utérus ; on en écarte les branches dans les limites de la dilatation du col et on fait passer un courant de liquide dont on règle la force, au moyen du robinet situé sur le tube, jusqu'à ce que le liquide ressorte très propre. On absterge le vagin et le col avec un tampon d'ouate et on procède alors au curettage.

5° Curettage. — D'une manière générale, je réserve les *curettes mousses* pour le curettage puerpéral, où il s'agit, la *Curettes mousses.*

Fig. 14. — Curette mousse.

plupart du temps, non pas d'abraser la muqueuse utérine, mais de détacher de sa surface des détritus peu adhérents.

Pour le curettage gynécologique, j'emploie toujours les *curettes* *Curettes tranchantes.*

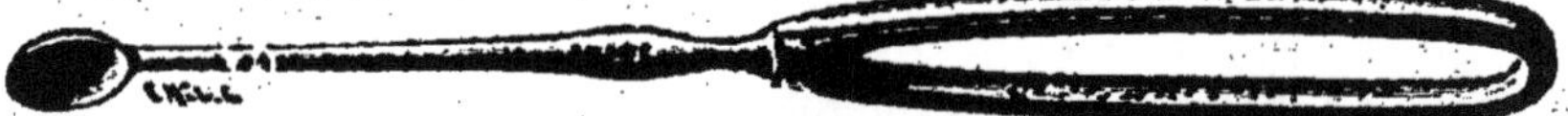

Fig. 15. — Curette pleine.

tranchantes et je m'explique mal les craintes qu'elles inspirent à quelques chirurgiens. Un opérateur prudent saura toujours en limiter l'action, *à la condition d'avoir un utérus bien dilaté ;* c'est là le point capital et j'y reviendrai tout à l'heure.

Je n'insiste pas sur les diverses formes de curettes qu'on a imaginées. J'en emploie, pour mon compte, de

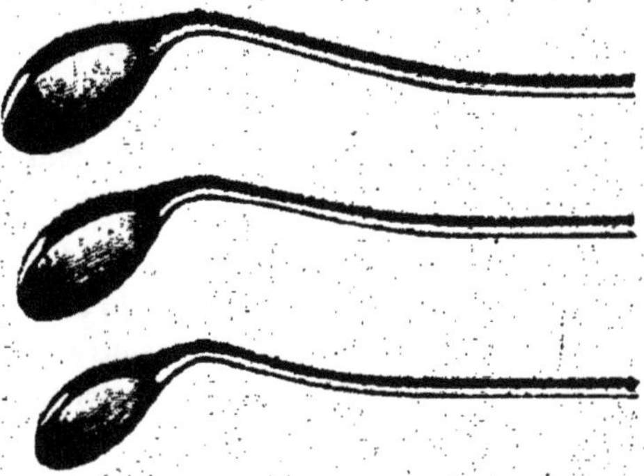

Fig. 16. — Curettes pleines de Simon.

deux sortes : les curettes *pleines*, de Simon ; et les curettes dites
à boucle ; j'ai quelque préférence pour les premières qui ont
l'avantage de rame-
ner avec elles une
partie des tissus
abrasés et de sim-
plifier d'autant le la-
vage ultérieur de
l'utérus ; j'ai coutu-
me d'ailleurs d'en
avoir sous la main
un certain nombre
des unes et des au-
tres, variées de for-
mes et de dimen-
sions, pour parer
aux diffé-
rentes
éventuali-
tés opéra-
toires.

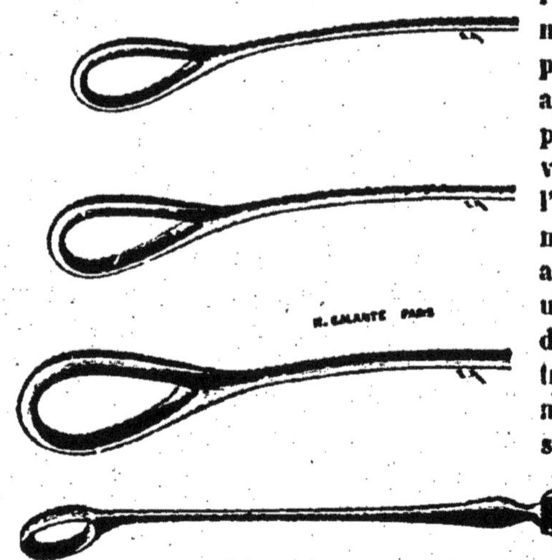

Fig. 17. — Curettes à boucle.

Curettes
irrigatrices.

Certains chirurgiens préconisent les curettes dites *irrigatrices*
qui entraînent les débris, par un courant d'eau, à mesure qu'elles
les détachent. Je ne méconnais pas cet avantage ; mais, comme
j'ai l'habitude de changer plusieurs fois de curette au cours de
l'opération, l'obligation de détacher et de rajuster chaque fois un
tube en caoutchouc constitue un ennui et une perte de temps
que ne compensent pas les avantages très minimes de l'irrigation ; je n'utilise donc pas ces instruments.

Manœuvre
de la curette.

Quelle que soit la curette employée, voici comment il faut s'y
prendre :

De la main gauche, on déprime la paroi abdominale ; on
cherche le fond de l'utérus ; on le coiffe avec cette main et on le
fixe le mieux possible. Comme cette main gauche pourra venir
ultérieurement au contact des instruments et du champ opératoire,
il est bon que la paroi du bas-ventre ait été comprise dans la
toilette antiseptique de l'opérée.

De la main droite, on introduit la curette dans le col de l'utérus et on la pousse doucement jusqu'au fond de la cavité.

Il est bon de prendre d'emblée une curette d'un certain volume. Mais ici se place un précepte capital, sur lequel je ne saurais trop insister : *avant de faire agir la curette, il est indispensable de s'assurer qu'elle joue librement dans toute l'étendue de la cavité, qu'elle n'est serrée en aucun point ;* c'est une précaution essentielle, si on veut éviter sûrement les perforations.

Cette condition remplie, on peut manœuvrer avec confiance ; la curette étant tenue obliquement par rapport à la surface interne de l'utérus, on la promène de haut en bas, d'abord sur la face antérieure, puis sur la face postérieure, sur chacune des faces latérales, enfin sur le fond ; c'est le raclage exact de cette dernière région qui réclame le plus de soins et qui risque le plus d'être fait d'une façon incomplète ; une bonne fixation du fond de l'utérus par la main gauche le facilite beaucoup et permet de manœuvrer la curette à bon escient.

La force à déployer est variable ; c'est affaire de tact et d'habitude ; il faut une action non pas brutale mais suffisamment énergique et surtout régulière ; toute la surface de la cavité doit être parcourue par la curette, sans quoi on laisse persister des points malades qui seront le point de départ d'une récidive. Au début, lorsqu'on n'a pas encore une grande pratique de l'opération, on pèche plutôt par excès de prudence et, dans la crainte d'une perforation hypothétique, on est très exposé à faire une opération incomplète ; sauf lorsqu'il est dégénéré par une lésion organique, il faut bien savoir que le tissu utérin a très peu de tendance à se laisser perforer par une curette large, tenue dans une bonne direction.

Dès les premiers coups de curette, on voit sortir du col un mélange de fongosités, de lambeaux de muqueuse et de sang.

Ce dernier est parfois en assez grande abondance ; il ne faut pas s'effrayer de cette hémorrhagie ; elle n'est jamais grave ; le meilleur moyen de s'en rendre maître est de continuer à curetter ; quand le curettage est terminé, il est rare que l'utérus continue à donner du sang.

Dans le public et auprès de quelques médecins, le mot de curettage implique l'idée de masses fongueuses considérables que l'on s'attend à voir sortir de l'utérus sous l'action de la curette. Sauf dans les cas de curettage puerpéral, où l'on peut amener au dehors de volumineux fragments de placenta, ce n'est pas ainsi que les choses se passent d'ordinaire ; la fongosité n'est qu'une des formes de l'endométrite ; l'endométrite la plus invétérée peut très bien exister sans fongosités appréciables ; ce qu'il importe d'enlever par le curettage, c'est la muqueuse malade, avec ou sans fongosités.

Si l'on veut soumettre les détritus du curettage à l'examen micrographique, il faut les recueillir tout de suite dans un récipient spécial placé au-devant de la vulve ; si on les laisse tomber dans la terrine placée entre les pieds du chirurgien, ils seront perdus au milieu du liquide de l'irrigation, des caillots de sang, des tampons d'ouate, etc., et on aura bien de la peine à les retrouver.

Importance d'un curettage minutieux. — Quand la curette a parcouru une première fois toute la surface interne de l'utérus, on la retire ; on absterge rapidement le champ opératoire, puis on réintroduit la curette et on recommence à racler. On ne saurait trop le redire, un curettage, pour être efficace, demande avant tout à être complet ; il faut non seulement parcourir toute la surface de la muqueuse, mais passer et repasser plusieurs fois à la même place, longuement, patiemment, avec une ténacité consciencieuse, être certain en un mot qu'aucune parcelle de tissu malade n'aura été oubliée.

Une bonne précaution est d'employer tour à tour plusieurs curettes de formes variées.

Curettage de l'orifice des trompes. — Il est une région qui échappe facilement au raclage, parce que les curettes larges n'y pénètrent pas, c'est l'orifice des trompes ; le nettoyage spécial de cette région doit se faire avec une très petite

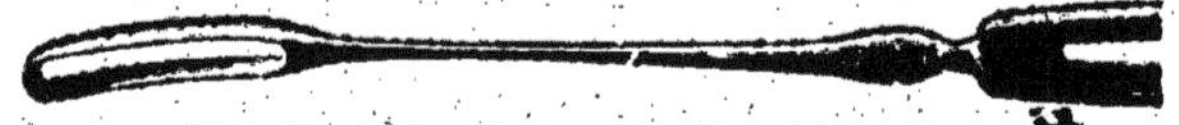

Fig. 18. — Curette pour l'orifice des trompes.

curette à boucle, *étroite et allongée* ; elle est d'un maniement un peu délicat, en raison de sa ténuité, et il est peut-être prudent de ne pas l'employer quand on n'a pas encore la main très familiarisée avec la résistance normale du tissu utérin ; mais elle répond à une indication réelle et j'ai coutume d'y avoir recours à la fin de tout curettage.

Le raclage par la curette est un excitant énergique de la fibre utérine; il tend à faire rétracter l'utérus sur lui-même; telle curette, qui jouait librement dans l'utérus au début de l'opération, s'y trouve manifestement serrée après quelques instants de curettage. *[Rétraction du tissu utérin.]*

Dès que l'on perçoit cette sensation, il est d'une extrême importance de rétablir la dilatation primitive, par le passage de quelques bougies de Hégar, avant de continuer le curettage; on répète cette manœuvre aussi souvent qu'il est nécessaire pendant l'opération; c'est un point de pratique qui est méconnu par beaucoup de chirurgiens. *[Il faut maintenir la dilatation.]*

On voit, d'après ce qui précède, qu'un curettage exécuté avec cette minutie, comportant cette succession de manœuvres partielles, est une opération de quelque durée. Si le chirurgien n'a pas ses coudées franches, s'il ne peut procéder posément, avec toute la lenteur requise, s'il est dominé par la préoccupation de finir vite, il ne fera sûrement qu'une médiocre besogne; quiconque a eu l'occasion de pratiquer des curettages avec et sans chloroforme ne peut concevoir aucune hésitation sur l'utilité de l'anesthésie. *[Importance de l'anesthésie.]*

À quoi reconnaît-on qu'il faut s'arrêter ? à un signe pathognomonique, le *cri utérin*. C'est une sensation à la fois tactile et auditive, comparable à celle que donnerait la curette raclant un gros tendon fibreux. Le cri utérin se produit quand la curette, ayant détruit toute l'épaisseur de la muqueuse, commence à entamer le muscle; il faut savoir toutefois que, dans un utérus ramolli par la puerpéralité, ce signe est moins appréciable et peut même manquer complètement. *[Le cri utérin.]*

Quand on a constaté le cri utérin dans tous les points de la cavité utérine sans exception, l'action de la curette est terminée.

On fait alors un lavage sommaire avec la sonde irrigatrice; on essuie la surface externe du col, le cul-de-sac vaginal postérieur et la surface de la valve périnéale et on passe au temps suivant.

6° Écouvillonnage. — L'écouvillonnage consiste à badigeonner fortement la surface interne de l'utérus avec un instrument rugueux imprégné de substances plus ou moins caustiques et antiseptiques.

Dans les lésions superficielles de la muqueuse, cette simple manœuvre, précédée surtout de la dilatation, constitue *à elle seule* une thérapeutique efficace ; j'ai pu traiter ainsi et modifier favorablement bon nombre d'endométrites, sans recourir au curettage.

Après un curettage, je considère l'écouvillonnage comme le complément utile de l'opération et je le pratique dans la plupart des cas. L'écouvillon détache certains débris que la curette a pu laisser adhérents par quelques points ; c'est un surcroît de garanties.

Les écouvillons de DOLÉRIS répondent parfaitement au but ; ils sont constitués, on le sait, par des crins plus ou moins rigides

Fig. 19. — Écouvillon de DOLÉRIS

implantés perpendiculairement autour d'une tige en laiton ; on les construit de diamètres variés.

Je les considère comme des instruments excellents ; je les emploie tous les jours ; mais je crois qu'il faut résister à la tentation de les faire servir plusieurs fois, ainsi que cela se pratique dans certaines cliniques où l'antisepsie est cependant bien faite. Je les ai soumis, pour mon compte, aux lavages les plus soigneux et les plus réitérés et je les ai toujours vus conserver, dans les interstices des crins, des impuretés parfaitement visibles à l'œil nu. C'est donc pour moi une règle formelle ; je n'emploie jamais que des écouvillons neufs ; avant l'opération, je les stérilise à l'étuve, comme les autres instruments, et, quand ils ont servi, je les abandonne avec les détritus du curettage ; la question d'économie est trop minime pour entrer ici en ligne de compte. Faute d'un écouvillon neuf, je préfère encore employer simplement un morceau d'ouate hydrophile enroulée en cylindre autour d'une pince.

Au moment d'introduire l'écouvillon, je le plonge dans de la glycérine additionnée de 1/2 à 1/5 de créosote de hêtre. La créosote, préconisée par DOLÉRIS, est certainement la substance de choix dans les pansements intra-utérins ; elle antiseptise énergiquement la muqueuse et elle n'a pas, comme d'autres caustiques, l'inconvénient de former des eschares sèches et dures, difficiles à éliminer.

Pour préserver la paroi vaginale du contact douloureux de la créosote, il faut avoir soin de disposer au-dessous du col un tampon d'ouate qui absorbera l'excès du caustique.

L'introduction de l'écouvillon se fait par un mouvement de spire ; quand il est arrivé au fond de l'utérus, on le laisse quelques secondes en place ; puis on le retire par un mouvement en sens inverse. On peut recommencer deux ou trois fois la même manœuvre.

Il y a tout avantage à employer successivement deux écouvillons. Le premier, à crins durs, a pour but de parfaire le curettage en détachant les derniers débris de la muqueuse ; le second, plus souple, est plutôt destiné à étaler sur la plaie opératoire la glycérine créosotée.

L'écouvillonnage antiseptique me semble supérieur aux injections intra-utérines de divers liquides caustiques, teinture d'iode, chlorure de zinc, nitrate d'argent, perchlorure de fer, etc. que préconisent quelques chirurgiens.

AUVARD, qui emploie d'ailleurs la glycérine créosotée, a imaginé, pour la répandre sur tous les points de la paroi utérine, une *seringue porte-caustique* d'un modèle spécial, susceptible d'être stérilisée, à l'étuve. Il reproche à l'écou-

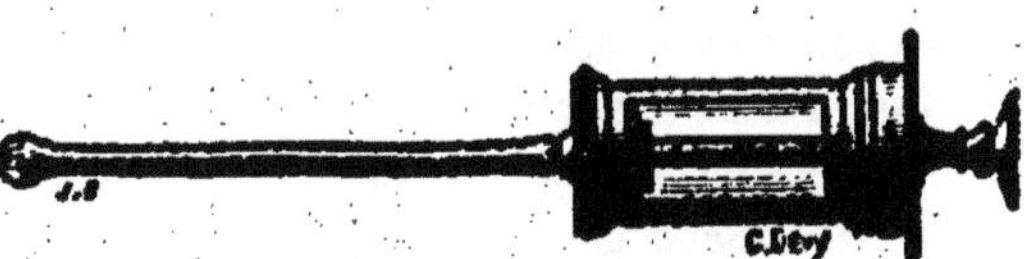

Fig. 20. — Seringue porte-caustique du Dʳ AUVARD.

villon de perdre une partie du caustique dans son passage à travers l'orifice interne de l'utérus ; cet inconvénient ne se produit pas quand on opère sur des utérus dilatés par les laminaires.

7° Lavage final de l'utérus. — Il est destiné à entraîner les derniers débris du curettage et à chasser la créosote en excès.

Comme il s'agit d'assurer l'asepsie définitive de la cavité utérine, il est bon d'employer ici la liqueur de van Swieten pure, au lieu des solutions diluées à 1/2000 et même à 1/1000 qui avaient servi pour les lavages précédents.

Notons d'ailleurs que, s'il convient d'être très réservé dans l'emploi des solutions concentrées de sublimé lorsqu'il s'agit d'un utérus puerpéral, qui offre une large surface à l'absorption, on peut les employer sans crainte en gynécologie utérine extra-gravidique.

Au cours de ce dernier lavage, on cesse de donner le chloroforme ; l'opération est presque finie et ce qui reste à faire n'est pas douloureux.

8° Drainage de l'utérus et pansement. — Beaucoup de chirurgiens s'abstiennent systématiquement du drainage de l'utérus après le curettage ; d'autres le réservent aux cas où il existe des lésions du côté des annexes.

Ses avantages. Je ne vois, pour mon compte, aucun inconvénient à l'employer d'une façon habituelle ; il ne comporte aucun danger et, d'autre part, il a l'avantage d'entretenir un certain degré de dilatation, de faciliter par suite l'issue des débris de muqueuse qui pourront se détacher secondairement.

Il consiste à pousser jusqu'au fond de l'utérus une bande de gaze iodoformée imprégnée de glycérine ; on la tasse modérément et on en laisse pendre l'extrémité dans le vagin.

Pince spéciale. Pour l'introduction de cette bande, j'ai fait construire par GALANTE une pince spéciale reproduisant la courbure normale de l'utérus ; les branches en sont très minces et tout à fait lisses sur leurs deux faces ; cet instrument a sur les pinces à pansement ordinaires l'avantage de ne pas accrocher la gaze déjà introduite, à mesure qu'on le retire, sans parler de son aseptisation facile.

Quand l'utérus a été rempli de gaze iodoformée, on entasse dans le vagin une quantité variable de la même substance. Le pansement immédiat est terminé.

On lave la vulve au sublimé ; on l'essuie avec soin et on porte l'opérée dans son lit.

Je ne place aucun pansement sur la vulve ; je crois utile au contraire que tout le pansement soit intra-vaginal ; c'est une garantie contre sa souillure par l'urine et contre son infection par les sécrétions ano-vulvaires.

CHAPITRE III

—

APRÈS L'OPÉRATION

—

1° Les Soins consécutifs.

Du curettage, comme de toutes les opérations gynécologiques actuelles, on peut dire que le traitement consécutif a lieu pendant l'opération même, c'est-à-dire que, si l'antisepsie a été bien faite, l'opérée guérira sans aucune de ces complications septicémiques qui étaient l'écueil de la chirurgie d'autrefois.

La *température* ne doit présenter à aucun moment la moindre élévation anormale ; je n'ai jamais observé, pour mon compte, un seul jour de fièvre.

Absence de fièvre.

Pendant 24 ou 36 heures, l'opérée subit l'état de malaise spécial qui suit toute anesthésie chloroformique, lourdeur de tête, inappétence, tendance plus ou moins marquée aux vomissements. Il convient de la laisser dans le plus grand calme ; pas de bruit autour d'elle, pas de visites.

Nausées chloroformiques.

Comme régime, diète absolue pendant les 12 premières heures, sous peine de provoquer des vomissements fort pénibles ; passé ce délai, quelques gorgées de champagne, de lait ou de bouillon ; le lendemain, des potages et des aliments semi-liquides ; à partir du troisième jour, retour progressif au régime normal.

Régime alimentaire.

Je n'ai jamais observé de rétention d'urine, sauf quand le tamponnement vaginal est trop serré.

Fonctionnement de la vessie et du rectum.

Ce qui se produit fréquemment, par contre, c'est un certain degré de parésie intestinale se traduisant par une stagnation anormale des gaz, d'où apparition de points douloureux dans l'abdomen ; il est bon d'être prévenu du fait, afin de ne pas prendre

ces phénomènes douloureux pour le début d'une réaction péritonitique ; ils ne s'accompagnent d'aucune élévation de température
et un purgatif léger en a raison en quelques heures.

Même en l'absence de ces points douloureux, j'ai d'ailleurs
l'habitude de ne pas attendre au-delà du troisième jour pour administrer quelque purgatif doux, huile de ricin, sulfate de soude,
citrate de magnésie, calomel, etc ; c'est le meilleur moyen
d'assurer le prompt retour de la contractilité intestinale.

Temps de séjour au lit. — *Quel temps de séjour au lit doit-on réclamer de l'opérée ?*
Cela est variable.

Certaines femmes ont pu subir le curettage, puis reprendre
leur vie habituelle, sans garder le lit un seul instant ; je me suis
déjà prononcé contre les curettages pratiqués avec autant de désin-
volture ; je ne crois pas que ces exemples soient à imiter, quand il
est possible de faire autrement.

Lorsque j'ai affaire à une malade pleinement docile, disposée à
consacrer à son traitement tout le temps nécessaire, voici d'après
quelles règles je procède ; ceci constitue le cas type, l'intervention
idéale :

Je commence le traitement 4 à 5 jours après la fin des règles ;
deux jours environ sont pris par la dilatation ; le troisième jour,
l'opération a lieu ; à partir de ce moment, il est utile que l'opérée
attende patiemment dans son lit l'apparition des règles suivantes
et ne le quitte que lorsque celles-ci seront terminées ; en admettant
que ces règles surviennent à l'époque prévue, c'est donc à peu
près trois semaines qu'aura duré le repos au lit.

Dans la pratique, il faut compter avec la répugnance assez
naturelle qu'éprouvent certaines femmes à rester alitées aussi
longtemps pour un état qui ne leur occasionne ni fièvre ni douleurs. J'estime qu'il n'y a pas d'inconvénients à laisser une opérée
se lever au bout de 8 à 10 jours, à la condition qu'elle évite toute
fatigue jusqu'après la première époque menstruelle.

Rapports conjugaux. — Quant aux *rapports conjugaux*, et j'entends par là non seulement le coït proprement dit, mais même le lit commun et les exci-
tations qui peuvent en résulter, je les proscris formellement
pendant six semaines au minimum.

2° Les Pansements.

Je n'ai pas recours aux injections modificatrices qu'emploient quelques chirurgiens pendant un temps variable après le curettage; si l'opération a été complète. il est pour le moins inutile de troubler la muqueuse pendant son travail de rénovation. Le rôle des pansements consécutifs se borne à assurer l'élimination secondaire des derniers débris de la muqueuse et à maintenir la surface intra-utérine à l'abri de toute infection nouvelle.

Le premier pansement a lieu, en moyenne, *trois jours* après l'opéra;ion. Il peut d'ailleurs être plus précoce ou plus tardif, selon l'abondance des sécrétions utérines; dès qu'un suintement tant soit peu notable se produit à travers le tamponnement vaginal, il est indiqué de renouveler le pansement.

La femme étant placée dans la position du spéculum, on retire la gaze iodoformée qui remplissait l'utérus et le vagin. On lave soigneusement ces deux cavités avec la solution de sublimé. Puis on refait le même pansement, avec cette différence qu'on limite le drainage utérin à la cavité du col. Ce second pansement reste 3 ou 4 jours en place.

A partir de ce moment, les pansements sont espacés de 5 en 5 jours, jusqu'au quinzième jour environ ; ils sont d'ailleurs tout à fait simples et ne consistent plus qu'en une irrigation antiseptique du vagin suivie d'un tamponnement à la gaze iodoformée.

A partir du quinzième jour en moyenne, je supprime le tamponnement. La malade pratique elle-même, matin et soir, une injection de 2 litres de solution tiède de sublimé à 1/4000. On ne saurait trop se méfier des infections secondaires par les canules malpropres ; il s'agit d'obtenir que la malade se serve d'une canule en cristal, que cette canule soit savonnée à l'eau chaude après chaque injection et immergée dans la liqueur de van Swieten jusqu'au moment de l'injection suivante. Dans l'intervalle de deux injections, un simple tampon d'ouate hydrophile aseptique est maintenu à l'entrée du vagin.

Il faut environ six semaines pour que la muqueuse se soit reproduite; ce n'est guère avant ce moment que la malade devra cesser les injections antiseptiques ; si l'usage prolongé du sublimé semblait produire quelque irritation, on remplacerait le sublimé par un antiseptique plus faible, eau boriquée à 4 % ou naphtolée à 0 gr. 40 %.

Si les *règles* surviennent au cours du traitement, on retire le tamponnement, on suspend les irrigations et on se contente de placer à l'entrée du vagin des tampons d'ouate aseptique que l'on renouvelle au fur et à mesure qu'ils sont souillés. Il est fréquent d'ailleurs que la première époque menstruelle qui devait suivre l'opération fasse défaut ou soit retardée ; j'ai vu l'aménorrhée persister pendant plusieurs mois.

Je me suis attaché à décrire la technique du curettage avec une minutie qui semblera puérile aux chirurgiens déjà expérimentés mais qu'apprécieront peut-être ceux qui auront à pratiquer cette opération pour la première fois.

Tous ces détails ont leur importance ; j'estime que l'opération doit être réglée point par point, d'un bout à l'autre, sans que rien soit laissé à l'imprévu ; c'est le seul moyen de faire vite et bien.

DEUXIÈME PARTIE

VALEUR DU CURETTAGE

Pour apprécier l'opération du curettage, on doit la considérer à deux points de vue :
Est-elle *dangereuse* ?
Est-elle *efficace* ?
Nous allons étudier ces deux questions.

CHAPITRE PREMIER

SA GRAVITÉ OPÉRATOIRE

Le curettage, longtemps encore après ses débuts, a été vivement combattu par certains médecins dont il heurtait l'esprit de routine ; c'était, à les entendre, une opération des plus dangereuses, qui exposait la femme à des accidents graves et qui mettait sa vie en péril.

L'expérience a fait justice de ces préventions ; des milliers de curettages, pratiqués tant en France qu'à l'étranger, ont prouvé

aujourd'hui que *les dangers de l'opération sont à peu près nuls,*
entre les mains d'un chirurgien exercé et antiseptique.

Objections.

Parmi les objections imaginées contre le curettage, il suffit de
relever les principales :

La perforation possible de l'utérus. — C'est un accident
qu'évitera toujours un opérateur prudent, en se conformant aux
prescriptions indiquées plus haut, à savoir une dilatation
complète, un utérus bien fixé, une hystérométrie précise, une
curette bien tenue et maniée sans violence.

Dans les cas de cancer ou de curettage puerpéral, la friabilité
spéciale du tissu utérin commande de redoubler de précautions.

Sa rareté.

Mais, dans les endométrites simples, l'utérus ne se laisse pas
perforer aisément ; cet accident suppose soit une brutalité réelle de
la part de l'opérateur, soit une de ces échappées de la curette qui
peuvent se produire lorsque la dilatation de l'utérus est insuffisante et que la curette doit surmonter une résistance pour parvenir
au fond de la cavité.

Son innocuité
possible.

On sait d'ailleurs que cet accident n'entraîne pas toujours des
conséquences graves. Sous le couvert de l'antisepsie, certains
chirurgiens ont même pu, pour en démontrer l'innocuité, perforer
l'utérus de parti pris et pousser la curette dans le péritoine sans
aucun dommage pour l'opérée. Ce n'est certes pas un exemple à
suivre ; ces faits montrent seulement qu'il n'y aurait pas lieu de
s'effrayer outre mesure si pareil malheur se produisait ; mais,
encore une fois, un opérateur soigneux l'évitera toujours et les
chances de perforation ne sauraient entrer sérieusement en ligne
de compte.

L'hémorrhagie. — Jamais crainte théorique n'a reçu de
l'expérience un démenti plus formel. L'abrasion de la muqueuse
utérine, loin de provoquer des hémorrhagies, est précisément le
moyen le plus sûr de les arrêter ; ce point sera traité plus loin
avec les développements qu'il comporte.

J'ai dit, à propos de la technique opératoire, que, si les premiers
coups de curette déterminent un écoulement sanguin de quelque
importance, le vrai moyen de s'en rendre maître est de continuer

à curetter et de terminer au plus vite l'abrasion de la muqueuse. Dès que la curette arrive sur le muscle, il se produit une contraction de l'utérus qui oblitère les petits vaisseaux ; le contact de la créosote et l'irrigation chaude complètent l'hémostase. Jamais, pour ma part, je n'ai été inquiété une seule minute par l'hémorrhagie, au cours d'un curettage ; jamais je n'ai eu à m'occuper de la combattre.

Le tamponnement de l'utérus avec la gaze iodoformée donnerait, au besoin, un supplément de sécurité. Mais, quand on arrive à ce temps de l'opération, il est rare que l'on ne trouve pas déjà une cavité à peu près étanche ; et quand, au bout de quelques jours, on retire cette gaze, à peine est-elle teintée d'une sérosité rosée ; jamais un caillot sanguin de quelque volume ne vient témoigner de la moindre hémorrhagie secondaire.

L'hémorrhagie, à mon sens, est donc une crainte chimérique ; si elle pouvait prendre des proportions sérieuses, ce ne serait qu'entre les mains d'un opérateur timide qui s'en tiendrait aux couches superficielles, bourgeonnantes, de la muqueuse, sans oser faire une abrasion radicale et complète.

Les accidents inflammatoires. — Encore autant de préventions surannées, autant de dangers que la pratique exacte de l'antisepsie rend à peu près illusoires.

Les péritonites, les suppurations pelviennes, tout cela surviendra forcément entre les mains de ceux qui prétendront faire des curettages dans les conditions de malpropreté où se faisaient les opérations d'autrefois. Il devient banal de le répéter, la chirurgie des organes génitaux de la femme s'est transformée par l'antisepsie ; ceux qui ne veulent pas suivre cette évolution ont raison en effet de s'abstenir.

Mais, entre les mains d'un chirurgien connaissant l'antisepsie et la pratiquant avec rigueur, ces accidents ne se montreront pas. J'ai, pour ma part, souvent curetté des femmes dont les annexes étaient douloureuses, d'autres qui présentaient manifestement des noyaux de paramétrite, des vestiges plus ou moins anciens d'inflammations pelviennes. Je discuterai plus loin la valeur thérapeutique du curettage dans les affections de ce genre : ce que je puis dire dès maintenant, c'est que, dans ces cas de lésions annexielles préexistantes, jamais je n'ai vu le curettage être la cause de la moindre complication septique. A plus forte raison ne donne-t-il aucune réaction quand l'utérus seul est malade.

La stérilité. — On pourrait croire *à priori* que l'abrasion de la muqueuse utérine dût apporter un trouble profond et définitif dans la fonction essentielle de cette muqueuse, dans celle que DOLÉRIS appelle si justement la *placentation*.

Les faits se sont chargés de prouver le contraire ; on n'en est plus à compter les femmes qui sont devenues enceintes après avoir subi le curettage ; bien plus, un certain nombre de ces grossesses se sont produites chez des femmes qui étaient stériles auparavant ; je reviendrai tout à l'heure sur cette indication spéciale du curettage.

La muqueuse utérine, à l'exclusion de toutes les autres, jouit en effet d'un pouvoir de régénération tout spécial ; dans la menstruation, dans l'accouchement, on la voit se renouveler et retrouver par la suite toutes ses aptitudes fonctionnelles.

Le curettage reproduit les conditions mêmes de la nature. Il constitue, on ne saurait trop le dire, une opération conservatrice par excellence, conservatrice de l'organe et conservatrice de la fonction. Il réalise au plus haut point, suivant l'expression de DOLÉRIS, *l'objectif physiologique*, le but le plus élevé que le gynécologue puisse poursuivre, l'entretien de la fonction lorsqu'elle est intacte, sa restauration lorsqu'elle est compromise.

C'est là son avantage capital, disons-le dès maintenant, sur les cautérisations intra-utérines. Celles-ci transforment la surface intra-utérine en une eschare dont la chute ne peut se réparer qu'au prix de la formation d'un tissu cicatriciel ; or le moindre défaut de ce tissu est d'être inerte au point de vue physiologique. Le curettage au contraire se borne à supprimer une muqueuse malade ; et, comme il ne détruit pas entièrement les couches choriales profondes, comme il ne produit pas de suppuration, il laisse le champ libre à la reproduction d'une muqueuse saine, reconstituée dans un milieu aseptique et douée de toutes les propriétés de la muqueuse primitive.

L'atrésie du col. — Pour les mêmes raisons, absence de suppuration et de cicatrisation par bourgeonnement, le curettage ne détermine pas d'adhérences pathologiques entre les parois de la cavité utérine ; c'est donc à tort qu'on a pu l'accuser de produire l'atrésie du col. Ce reproche peut être retourné de plein droit, nous le verrons plus loin, à la méthode des cautérisations intra-utérines.

— *En résumé*, le curettage bien fait n'expose les malades à aucun accident ; c'est un point qu'on peut considérer comme acquis.

CHAPITRE II

SON EFFICACITÉ

L'efficacité du curettage est-elle aussi constante que son *innocuité* ?

Il est certain que les résultats sont variables.

Telle femme se déclarera guérie radicalement et transformée, en quelque sorte, par un curettage ; telle autre n'accusera qu'un résultat négatif ou, pour mieux dire, incomplet, car il est à noter que, même dans les cas où l'opération ne guérit pas, il est rare qu'elle ne donne pas à la malade une amélioration au moins temporaire.

Or ce n'est pas le hasard qui préside à la répartition des succès et des échecs ; c'est un ensemble de causes complexes, variables avec chaque cas particulier.

L'expérience qu'en a aujourd'hui du curettage permet de déter-

miner ces causes avec quelque précision ; le but doit être de
restreindre plutôt que d'étendre le domaine du curettage, de
réserver cette intervention aux cas où elle présente le maximum
des chances de succès ; les malades, comme la méthode, s'en
trouveront bien.

I° CAUSES D'ÉCHECS DU CURETTAGE

Je diviserai les causes d'échecs du curettage en deux catégories :
1° *Causes tenant à la technique.*
2° *Causes tenant aux indications.*

1° Causes tenant à la technique.

Antisepsie préliminaire insuffisante. — Certains curettages échouent parce que l'antisepsie préalable du vagin a été mal
faite et que la plaie utérine trouve dans les culs-de-sacs vaginaux,
encore remplis de microbes, les éléments de sa réinfection.

C'est un grave défaut des curettages faits sans préparation. Un
lavage extemporané du vagin, si minutieux soit-il, ne suffit pas (1) ;
la dilatation par les laminaires, avec les soins qu'elle comporte,
rinçages réitérés au sublimé, séjour prolongé de gaze iodoformée
dans le vagin, réalise au contraire une antisepsie efficace de
l'utérus, du vagin et de la surface externe du col.

J'ai dit que, dans la grande majorité des cas, deux jours suffisent pour ce traitement pré-opératoire ; réduit à cette durée, il n'a

---

(1). — Voir les recherches de Steffeck, dans le *Traité de Gynécologie* de
Pozzi, p. 11-12.

vraiment rien de bien pénible ; et d'ailleurs il offre, en compensation, de tels avantages que je comprends difficilement les chirurgiens qui persistent à s'en passer.

Fautes pendant l'opération. — Je n'insiste pas sur les fautes grossières contre l'antisepsie, telles qu'une toilette imparfaite des mains ou l'usage d'instruments malpropres ; le praticien qui méconnaîtrait à ce point les principes élémentaires de la gynécologie opératoire ne devra pas entreprendre un curettage ; non seulement il serait à peu près sûr d'une récidive à brève échéance, mais il s'exposerait à des accidents immédiats d'un caractère plus fâcheux encore.

La faute la plus commune, celle que commettent la plupart des opérateurs novices, c'est un *curettage insuffisant.*

Soit crainte de la perforation, soit bien souvent parce qu'une dilatation insuffisante gêne le jeu de la curette, on n'enlève pas la muqueuse malade sur toute sa surface et dans toute son épaisseur. On racle timidement les couches superficielles ; on s'arrête avant d'avoir entendu et senti, dans tous les points sans exception, le *cri utérin* ; presque toujours on laisse intactes ou insuffisamment nettoyées certaines régions moins accessibles, telles que le fond de l'utérus et les orifices des trompes.

Dans ces conditions, l'opération a bien des chances de ne pas réussir ; les portions de tissus malades laissées en place ne tarderont pas à réinfecter, par propagation de voisinage, la muqueuse de nouvelle formation.

On sera exposé à une réinfection du même genre si on néglige de compléter l'action de la curette par un badigeonnage exact de toute la surface abrasée au moyen d'un *liquide antiseptique et caustique* (glycérine créosotée). Ce liquide est nécessaire pour pénétrer certaines anfractuosités, certains diverticules que la curette n'a pu atteindre et qui recèlent encore des germes infectieux.

Au même point de vue, on aurait tort de ne pas terminer l'opération par un *lavage abondant et prolongé de l'utérus* avec la solution mercurielle chaude ; ce serait s'exposer à laisser séjourner dans la cavité utérine des fragments de tissus malades que la curette a pu détacher mais ne pas entraîner au dehors.

Curettage insuffisant.

Omission du badigeonnage antiseptique.

Omission du lavage de l'utérus.

Fautes dans les soins consécutifs. — L'insuccès de l'opération s'explique souvent par une réinfection de la muqueuse pendant sa période de réparation. On dit alors que le curettage n'a pas réussi ; il serait plus exact de dire qu'il s'agit d'une récidive ; la muqueuse, débarrassée de ses lésions par le curettage, ne demandait qu'à rester guérie, si on avait su la préserver d'une infection nouvelle pendant son travail de *restitutio ad integrum*.

Rarement la réinfection de la muqueuse utérine a pu se faire par évacuation d'un foyer de pyosalpinx ; je laisse de côté ces cas exceptionnels.

Presque toujours elle provient de l'extérieur.

Tamponnement antiseptique. Il s'agit donc d'abriter la plaie utérine contre l'apport des microbes divers venus du dehors ; le tamponnement antiseptique du vagin, qui constitue le pansement post-opératoire, n'a pas d'autre but.

Ce tamponnement doit être assez épais, assez serré pour former une barrière sérieuse entre la plaie en voie de réparation et le milieu ambiant.

Il doit être maintenu pendant une quinzaine de jours environ; chaque pansement sera fait par le chirurgien et non par une personne quelconque, et cela avec autant de précautions antiseptiques que l'opération elle-même.

Rareté des pansements. Je considère que la rareté des pansements est une condition désirable, qui diminue d'autant les chances de réinfection. Sauf indication spéciale résultant d'une sécrétion particulièrement abondante et fétide, il est rare que je ne laisse pas le premier pansement en place *trois jours pleins* et les suivants de *4 à 6 jours*.

Injections antiseptiques. Passé le terme des quinze premiers jours, le tamponnement peut être remplacé par des injections antiseptiques pratiquées matin et soir. Comme ces injections sont confiées d'ordinaire à la malade ou à une personne de son entourage, un double écueil est à craindre; d'abord qu'elles ne soient pas pratiquées avec la régularité désirable pendant tout le temps nécessaire à la rénovation de la muqueuse (6 semaines environ); ensuite qu'elles soient l'occasion de quelque faute contre l'asepsie.

Les canules. Il ne faut pas craindre d'entrer dans les recommandations les plus minutieuses en ce qui concerne la toilette préalable des mains et surtout le nettoyage et l'entretien de la canule. *La canule est une cause fréquente de réinfection.* Il faut proscrire absolument, je l'ai déjà dit, les canules en gomme, qu'il est impossible de maintenir aseptiques, et n'autoriser que celles en verre, en ébonite ou en métal nickelé. Dès qu'elle a servi, la canule doit être séparée du tube en caoutchouc, savonnée à l'eau chaude, rincée, puis plongée en permanence dans un petit bocal contenant de la liqueur de van Swieten, jusqu'au moment où elle servira de nouveau.

Le récipient à injections doit être vidé et rincé chaque fois qu'il a servi ; il doit être muni d'un couvercle qui le mettra à l'abri des poussières dans l'intervalle de deux injections.

La reprise trop hâtive des *rapports conjugaux*, même en dehors de toute blennorrhagie maritale, est une cause possible de réinfection dont il faut se méfier ; j'ai dit que je jugeais utile de les proscrire jusqu'au terme des 5 à 6 semaines nécessaires à la guérison anatomique.

Dans bien des cas, on peut s'en rapporter à la prudence des deux époux ; mais, dans certaines conditions sociales, il n'est peut-être pas superflu de prolonger jusqu'au terme des 6 semaines le tamponnement hermétique du vagin.

On voit, d'après les considérations qui précèdent, que le chirurgien soucieux du succès doit attacher une importance très grande aux soins consécutifs ; l'opération n'est pas terminée quand la curette a fini son œuvre.

2° Causes tenant aux indications.

Nous abordons ici le côté le moins exploré de la question.

J'ai dit qu'on abusait actuellement du curettage et je crois cet engouement excessif plus périlleux pour la méthode que toutes les attaques de ses adversaires.

Cet abus reconnaît pour principale cause un manque de précision dans le diagnostic.

Importance d'un diagnostic précis. — Il y a peu d'années encore, le traitement des affections de l'appareil génital de la femme se ressentait de l'incertitude qui régnait sur l'anatomie pathologique de ces affections.

Une femme souffrait-elle des reins ou du bas-ventre, avait-elle des pertes blanches ou des hémorrhagies : le spéculum montrait-il avec cela quelque lésion du col, révélait-il surtout la classique *ulcération* sur laquelle nous nous expliquerons plus loin ; volontiers on englobait tout cela sous l'étiquette univoque de *métrite chronique* et l'on se déclarait satisfait.

Cette confusion ne tirait pas à conséquence, puisqu'à tous ces symptômes indistinctement on n'avait guère à opposer qu'un même traitement, banal et uniforme, les bains, les injections, le repos, les cataplasmes ou les révulsifs sur l'abdomen, sans oublier le fer rouge et les caustiques variés sur le col. Mais du jour où, sans préciser davantage le diagnostic, on a voulu appliquer le curettage à un syndrôme aussi vague et où l'on a cru posséder en lui une arme infaillible, des mécomptes devaient survenir.

La thérapeutique plus variée dont nous disposons, depuis que la gynécologie est entrée franchement dans la voie opératoire, implique l'obligation d'un diagnostic anatomique plus exact. L'évolution et l'enchaînement des lésions multiples des métrites nous sont mieux connus ; les complications annexielles surtout, les ovaro-salpingites ont pris une place importante, depuis qu'on sait mieux les diagnostiquer ; souvent elles arrivent à dominer la scène, laissant au second plan la métrite initiale.

En présence d'une malade atteinte de désordres dans la sphère génitale, il n'est donc plus permis au gynécologue de s'en tenir au diagnostic banal de *métrite chronique* ; il doit chercher à préciser les conditions anatomiques qui caractérisent chaque cas particulier :

Les lésions sont-elles anciennes ou récentes ? Restent-elles limitées à l'endomètre, ou bien ont-elles déjà gagné en profondeur et déterminé des modifications dans le stroma de l'organe ?

La métrite est-elle totale ? est-elle au contraire limitée au corps ou au col de l'utérus ?

Si elle intéresse le col, quel est l'état anatomique de ce der-

*nier? présente-t-il des kystes folliculaires, des noyaux de sclé-
rose, de l'ectropion inflammatoire de la muqueuse intra-cervicale
(ulcération des anciens auteurs), des lacérations, des cicatrices?*

*La métrite s'accompagne-t-elle de déviations, de prolapsus de
l'organe?*

*Coexiste-t-elle avec des corps fibreux interstitiels ou sous-
péritonéaux, avec des productions polypeuses de la cavité?*

Le plancher périnéal est-il intact?

*Quel est l'état des annexes? Existe-t-il des adhérences, des
foyers plus ou moins anciens de paramétrite? Les trompes, les
ovaires sont-ils douloureux? forment-ils des tumeurs appréciables au palper bimanuel et, dans ce cas, quels sont les caractères, les allures, les connexions de ces tumeurs?*

Autant de questions que le chirurgien doit résoudre; c'est seulement d'après un examen pratiqué dans ces conditions qu'il
pourra instituer une intervention rationnelle et utile.

Or, parmi des lésions aussi multiples, quelles sont celles que
le curettage peut avoir la prétention de guérir? J'entends *le curettage employé seul*, car, nous le verrons tout à l'heure, certaines
interventions plus complexes comportent un curettage à titre de
prélude ou de complément.

Pour discuter cette question, il faut se rappeler tout d'abord
sur quel principe repose la méthode de curettage.

Principe du curettage. — L'idée du curettage est le corol-
laire logique des données actuellement admises sur l'origine et
l'évolution des métrites.

Les métrites sont des maladies infectieuses, microbiennes,
quelle que soit d'ailleurs leur cause, puerpéralité, blennorrhagie,
ou simplement infection banale.

L'invasion des microbes se fait par la muqueuse de l'utérus,
par l'endomètre; *toute métrite, à son début, commence par être
une endométrite; elle reste à l'état d'endométrite pendant un
temps variable.*

Si, à cette période, on réussit à supprimer l'endomètre malade,
on aura arrêté l'invasion sur place et prévenu du coup les phases

ultérieures de la métrite. C'est le cas *type*, le triomphe presque certain du curettage.

Mais qu'une disposition anatomique de l'endomètre (*endométrite du col*) rende impossible la destruction complète des lésions, le curettage ne donnera plus les mêmes résultats.

Que, d'autre part, les lésions endométritiques aient eu le temps de se propager soit en *profondeur* (lésions du parenchyme utérin), soit *à distance* (lésions des annexes), elles échapperont de plus en plus à l'action de la curette ; cette action sera d'ailleurs d'autant moins efficace que le cas sera plus ancien.

Telles sont les grandes lignes qui limitent les indications du curettage.

Serrons maintenant la question de plus près et appliquons aux divers cas de la clinique cet aperçu d'ensemble.

Métrite du corps ; métrite du col.

Selon que l'endométrite est localisée au *corps* de l'utérus (*endométrite corporéale*) ou au *col* de cet organe (*endométrite cervicale, cervicite* de DOLÉRIS), elle constitue deux formes cliniques bien différentes.

Il y a là une distinction qui n'est peut-être pas suffisamment établie dans tous les traités classiques ; je crois pourtant, à l'exemple de DOLÉRIS, qu'on ne saurait la mettre en lumière avec assez d'insistance ; elle domine toute la question du traitement de l'endométrite par le curettage ; les échecs du curettage proviennent pour une bonne part de ce qu'elle est trop méconnue.

Étiologiquement, cette distinction n'existe guère La même infection peut envahir simultanément la muqueuse du corps et celle du col ; elle peut débuter isolément par l'une d'elles et se propager ensuite à l'autre. Il faut donc bien savoir que souvent, en pratique, on se trouve en présence de l'endométrite *totale*, résultante de deux facteurs disparates, l'endométrite du *corps* et l'endométrite du *col*, que le traitement qui modifie l'un de ces facteurs n'a que très peu de prise sur l'autre et qu'on fera, la plupart du temps, fausse route si l'on demande à un traitement exclusif la guérison de la lésion d'ensemble.

C'est au point de vue *symptomatique* et au point de vue *théra-peutique* surtout que s'affirme la différence entre l'endométrite corporéale et la cervicite.

Quelques mots d'anatomie et de physiologie pathologiques sont ici nécessaires.

La *muqueuse du corps* présente peu de glandes sécrétantes à proprement parler ; par contre, elle est constituée en grande partie par un riche réseau de vaisseaux sanguins. Congestionnée ou enflammée, elle a pour réaction caractéristique l'*hémorrhagie* et, accessoirement, la sécrétion d'une sérosité plus ou moins chargée de globules de pus (*endométrite séro-purulente*).

La *muqueuse du col*, moins vasculaire, est, par-dessus tout, richement pourvue d'utricules et de glandes en grappes simples ou composées. Ces glandes sécrètent, à l'état normal, un mucus épais, filant, visqueux, mais limpide et peu abondant ; sous l'influence de l'inflammation, ce mucus est sécrété en plus grande abondance ; il devient plus ou moins jaunâtre et strié de sang. C'est le *catarrhe muco-purulent*, réaction par excellence de l'endométrite du col.

La métrite du col comporte encore d'autres lésions qu'il est essentiel de bien connaître.

C'est ainsi que la muqueuse enflammée, trop à l'étroit dans la cavité cervicale, fait parfois hernie au pourtour de l'orifice externe du col et donne lieu à un véritable *ectropion* dont la surface, rougeâtre et bourgeonnante, en imposait aux anciens auteurs pour une *ulcération du col*.

Les conduits excréteurs des glandes mucipares, chroniquement enflammées, peuvent s'oblitérer ; d'où rétention des produits de sécrétion et formation de *kystes folliculaires* qui peuvent atteindre le volume d'un pois et même celui d'une noisette.

Autour de ces glandes enflammées se développe souvent un travail de *périfolliculite* qui se propage, sous forme de travées fibreuses, dans la profondeur du stroma du col ; il en résulte un état *scléro-kystique* de cet organe, avec hypertrophie véritable, qui peut être la cause de douleurs extrêmement vives.

Enfin l'endométrite cervicale peut se compliquer de *lacérations* uni ou bi-latérales, avec éversion plus ou moins accentuée des lèvres du col.

Je me borne à cet exposé très sommaire (1) ; il était indispensable pour l'intelligence de ce qui va suivre.

Diagnostic. — Etant donnée une malade atteinte de symptômes utérins, les notions qui précèdent permettent de discerner si c'est le corps ou le col qui est le siège des principales lésions.

Intervention opératoire. — Or ce diagnostic n'a pas seulement un intérêt théorique ; il est d'une importance primordiale en ce qui concerne le choix de l'intervention.

E. du corps ; curettage. — La muqueuse du *corps* est molle, épaisse, pulpeuse, peu adhérente au plan sous-jacent ; ses dépressions en cœcum pénètrent peu profondément la couche musculeuse. La curette la détachera sans peine.

Le curettage est le traitement par excellence de l'endométrite du corps.

E. du col ; opération de SCHRŒDER. — La muqueuse du *col*, plus adhérente, est en même temps plus accidentée ; elle tapisse les saillies et les dépressions de l'arbre de vie ; elle présente des diverticules, des follicules anfractueux, où se cantonnent les germes septiques, et qui, à l'état d'inflammation, s'enfoncent et s'enchevêtrent au milieu du stroma musculaire. La curette atteindra difficilement des lésions aussi profondes.

Le curettage est insuffisant contre l'endométrite du col ; cet état est justiciable de l'abrasion nette, au bistouri, des tissus malades, par le procédé de SCHRŒDER.

En un mot, si l'infinie variété des cas cliniques pouvait s'accommoder de la précision d'un schéma, la formule suivante résumerait la question :

$$\frac{\text{Métrite du corps}}{\text{Métrite du col}} = \frac{\text{Hémorrhagie et catarrhe séro-purulent}}{\text{Catarrhe muco-purulent et lésions scléro-kystiques}} = \frac{\text{Curettage}}{\text{Opération de SCHRŒDER}}$$

D'une façon moins mathématique mais plus clinique, j'ai coutume de me guider d'après les règles suivantes :

(1). — Voir, pour l'anatomie pathologique complète de la métrite cervicale, un récent travail de DOLÉRIS et S. BONNET, *Métrite cervicale, pathologie et thérapeutique du col utérin*, in *Nouv. Arch. d'Obstétrique et de Gynécologie*, Janvier, Février et Mars 1891.

1° Lorsqu'une femme présente des *accidents exclusivement hémorrhagiques*, — j'analyserai plus loin ce point en détail, — je considère que l'endométrite du corps existe seule et que le curettage isolé est indiqué.

2° Lorsque, *sans accidents hémorrhagiques*, il existe un *catarrhe utérin* intense, surtout avec les caractères de viscosité et de purulence qui sont le propre du catarrhe cervical, il y a bien des chances pour que la cervicite soit en jeu et que le curettage ne suffise pas.

3° Lorsque *ce catarrhe coexiste avec des accidents hémorrhagiques*, même lorsque ceux-ci paraissent dominer la scène, c'est vraisemblablement à une endométrite totale que l'on a affaire. Là encore il serait imprudent de compter uniquement sur le curettage; ce dernier modifierait sans doute l'endométrite du corps, délivrerait pour un temps la malade de ses hémorrhagies; mais l'endométrite du col persisterait et, avec elle, le catarrhe cervical et les douleurs ; il pourrait même arriver ceci, c'est que le col, resté malade, réinfectât secondairement le corps et que la malade vit reparaître ses hémorrhagies, ayant ainsi perdu tout le bénéfice de l'opération.

Donc, dans ces deux dernières éventualités, cervicite isolée ou concomitante à l'endométrite corporéale, il y a autre chose à faire qu'un simple curettage.

Est-ce à dire qu'il n'y ait pas de salut en dehors de *l'opération de* Schrœder dont j'ai parlé tout à l'heure? Je crois qu'il y a lieu de tenir compte de la profondeur et de l'ancienneté des lésions du col.

Je distingue, à ce point de vue, des cas *légers*, des cas *moyens* et des cas *graves*.

Les cas *légers* sont caractérisés par la date récente du début et par l'absence de tout traitement antérieur; des pansements antiseptiques, aidés ou non de la dilatation du col, suffisent souvent à la guérison.

Les cas *moyens* supposent des accidents déjà plus rebelles ; mais les lésions sont encore superficielles, la cervicite se caractérise uniquement par sa réaction fonctionnelle, le catarrhe cervical, sans modifications anatomiques perceptibles au toucher. Le curettage peut parfois suffire, à la condition d'être secondé par une dilatation tout particulièrement prolongée et intensive.

DOLÉRIS, qui préconise cette méthode, reconnaît qu'elle ne réussit que dans quelques cas ; je puis affirmer, en ce qui me concerne, qu'elle m'a donné des succès réels. J'ai même pu guérir des catarrhes du col, à ce degré, simplement par la dilatation prolongée jointe à des applications de créosote, chez certaines malades qui refusaient absolument la perspective de la curette et du chloroforme.

Le hersage.

C'est encore à ces cas moyens que s'applique le procédé du *hersage*, imaginé par DOLÉRIS. La *herse*, promenée à plusieurs

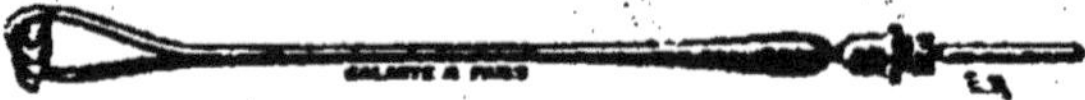

Fig. 21. — Herse de DOLÉRIS.

reprises sur tout le pourtour et toute la hauteur de la cavité cervicale, laboure et dilacère les tissus malades à une profondeur que la curette ne saurait atteindre, ouvre les kystes folliculaires, dissocie les noyaux de sclérose ; la curette, venant ensuite, détache les débris hachés par la herse ; et les deux instruments, agissant tour à tour et se complétant l'un par l'autre, viennent ainsi à bout de certaines cervicites peu profondes.

Cas graves.

Les cas *graves* sont caractérisés non seulement par l'abondance du catarrhe, par l'ancienneté des accidents, par leur résistance aux traitements antérieurs, mais encore par l'existence de lésions invétérées et profondes. Le doigt, promené à la surface du col et dans sa cavité, constate la présence de kystes glandulaires à parois dures, profondément incrustés dans le stroma sous-jacent ; le col, dans son ensemble, offre cette consistance inégale, cet aspect mamelonné qui témoignent d'un travail avancé de sclérose interstitielle. C'est à l'opération de SCHRŒDER qu'il faut alors recourir.

Cette distinction en cas légers, cas moyens et cas graves est bien encore un peu schématique ; je crois pourtant qu'elle fixe utilement les idées, sans méconnaître qu'on rencontre dans la pratique des cas *douteux* qui défient toute classification.

Cas douteux.

Mais, d'une manière générale, je crois qu'en présence d'un de ces cas douteux il faut se rappeler avant tout que la métrite cervicale est une affection essentiellement tenace et rebelle et qu'on doit se laisser guider par la crainte de rester plutôt en deçà de l'intervention nécessaire que de la dépasser.

En d'autres termes, je crois qu'il y a lieu de ne pas trop considérer l'opération de Schrœder comme une méthode d'exception, comme l'*ultima ratio* en matière de cervicite. J'ai conscience, pour ma part, d'avoir trop souvent reculé devant elle au début de ma pratique et, faute d'avoir su l'adjoindre d'emblée au curettage, de n'avoir eu que des demi-succès là où j'aurais pu obtenir des guérisons complètes ; je suis très disposé à l'employer plus largement à l'avenir.

Elle rend l'opération un peu plus longue et plus laborieuse ; mais elle n'en augmente pas sensiblement la gravité. D'autre part, ce n'est pas une amputation proprement dite, impliquant après elle l'idée d'un organe mutilé ; elle ne saurait être comparée aux amputations brutales du col par l'écraseur linéaire, l'anse galvanique ou le thermo-cautère, que l'on pratiquait autrefois et qui ne sont plus heureusement que de la chirurgie préhistorique. Bien au contraire, c'est une opération essentiellement conservatrice ; elle ne retranche du col que les tissus malades et elle reconstitue l'organe dans les conditions les plus favorables à son rôle fonctionnel, puisqu'elle rétablit la continuité, par réunion immédiate, entre deux portions de muqueuse saine.

J'ajoute que le curettage est le complément obligé de l'opération de Schrœder.

Si l'endométrite est totale, il s'adresse à l'endométrite du corps, contre laquelle le Schrœder isolé ne peut rien. Si elle est limitée au col, il assure l'asepsie complète de la cavité utérine et garantit les sutures contre une infection *à tergo*.

Dans quel ordre doivent se succéder les deux opérations ?

Pozzi, qui préconise aussi le curettage associé au Schrœder, pratique le curettage en dernier lieu, afin de n'être pas gêné par le suintement sanguin et de ne pas opérer sur un col raccorni par l'injection de perchlorure. L'emploi de la glycérine créosotée, au lieu de perchlorure de fer, supprime ce dernier inconvénient ; quant à l'écoulement sanguin qui persiste à la fin d'un curettage bien fait, il est à peu près nul et tout à fait négligeable à côté de celui qui va se produire au premier coup de bistouri porté sur le col.

Par contre, le maniement de la curette à travers un col suturé risque de compromettre la solide tenue des sutures ; je crois donc

L'opération de Schrœder.

Le Schrœder et le curettage.

préférable, à l'exemple de Doléris, de procéder d'abord au curettage, puis à la réfection plastique du col.

Je n'ai parlé de l'opération de Schrœder que pour l'envisager dans ses rapports avec le curettage ; je n'ai pas à y insister plus longuement. (1)

L'opération d'Emmet.

Quand la lésion du col consiste uniquement dans une déchirure latérale limitée par un tissu cicatriciel douloureux (*cicatrical plug* d'Emmet), on peut associer au curettage la *trachélorraphie* ou *opération d'Emmet*, c'est-à-dire l'avivement des bords de la déchirure par excision du tissu inodulaire et la réunion de ces bords par des sutures.

Mais, pour peu que cette lacération s'accompagne de lésions étendues de cervicite, il y aura lieu de préférer le Schrœder qui remédie, tout comme l'Emmet, à la lacération et qui donne une garantie plus complète au point de vue de l'ablation des tissus malades.

Lésions inflammatoires des annexes.

L'inflammation des annexes de l'utérus, trompes et ovaires, y compris le péritoine pelvien qui les recouvre, complique fréquemment l'endométrite.

Ces complications étaient le plus souvent méconnues, il y a peu d'années encore ; elles ont pris en gynécologie une place importante, depuis que nous en connaissons la fréquence et que nous savons mieux les rechercher.

Quel que soit le mécanisme de cette infection secondaire, qu'elle se propage de l'endomètre à la trompe par continuité des muqueuses, comme on l'admet généralement, ou qu'elle suive la voie des troncs lymphatiques, comme le veut J. Championnière, c'est toujours l'endomètre qui en constitue le foyer initial.

Il est donc permis de se demander dans quelle mesure le

(1) Voir, pour la technique de cette opération, Doléris et S. Bonnet, *Métrite cervicale*, loc.cit.; et Paul Petit, *De l'Amputation sous-vaginale du col suivant le procédé de* Schrœder, *in Nouv. Arch. d'Obstétrique et de Gynécologie*, Mars 1891.

curettage, en réalisant la désinfection de ce foyer, pourra modifier favorablement les lésions annexielles.

A priori, on peut déjà prévoir que tous les cas ne sont pas comparables. Tantôt l'endométrite continue à évoluer ; elle entretient et alimente, par l'envoi incessant de germes septiques, les foyers secondaires qu'elle a créés ; il est logique de chercher à agir sur ces foyers secondaires en tarissant la source d'où leur parviennent des renforts. D'autres fois, l'endométrite a pu guérir ; le foyer initial est éteint ; mais les colonies microbiennes, lancées dans les annexes, ont acquis une existence autonome ; les lésions des trompes et des ovaires évoluent pour leur propre compte ; l'intervention intra-utérine est alors moins rationnelle.

Par là s'expliquent peut-être les résultats très dissemblables constatés par les divers opérateurs.

TRÉLAT, qui appliquait systématiquement le curettage aux ovaro-salpingites, dit avoir obtenu nombre de guérisons complètes dans des cas qu'il avait crus d'abord justiciables de la castration ; plusieurs de ses élèves ont soutenu la même opinion.

POULLET (de Lyon), préconise le curettage même contre les inflammations aiguës des annexes.

Par contre, la généralité des chirurgiens qui se sont prononcés dans cette question, POZZI, TERRILLON entre autres, pensent que l'action favorable du curettage sur les inflammations péri-utérines est tout à fait problématique.

En réalité, la question est loin d'être simple ; je crois qu'une plus longue expérience est nécessaire pour qu'elle puisse recevoir une solution ferme.

Pour mon compte, voici comment je l'envisage, à l'heure actuelle :

Je commence par mettre hors de cause ces grosses collections enkystées de la trompe, pyo- ou hémato-salpinx, qui constituent des tumeurs tendues, manifestement fluctuantes, menaçant de se rompre dans le péritoine. Je sais qu'on a relaté des cas où des collections de ce genre ont pu s'évacuer par l'utérus, à la suite de la dilatation ou du curettage ; mais ces cas sont trop exceptionnels pour entrer en ligne de compte ; je crois d'ailleurs que les manœuvres du curettage ne seraient pas sans dangers au point de vue d'une rupture possible de la tumeur, Je considère donc cette catégorie d'ovaro-salpingites comme n'ayant rien à voir avec le curettage et comme vouées d'emblée à l'extirpation.

Restent les cas, bien autrement nombreux dans la pratique, où, sans collection liquide nettement appréciable, les annexes sont enflammées, plus ou moins tuméfiées, notablement douloureuses (salpingites catarrhales, hypertrophiques, ovarites scléro-kystiques).

Ces états présentent avec l'endométrite simple deux symptômes communs, les *hémorrhagies*, les *douleurs*; qu'il existe en même temps un *écoulement leucorrhéique* plus ou moins prononcé, dû à l'endométrite concomitante, on sera en présence du syndrome dans lequel TRÉLAT synthétisait la symptomatologie des métrites, *sang, glaires, douleurs*. Si le médecin néglige de rechercher dans tous les cas l'état des annexes; si, trompé par un examen superficiel, il se hâte de rapporter ces divers symptômes à une endométrite simple, sans soupçonner l'ovaro-salpingite coexistante, et s'il compte sur un curettage pour obtenir une guérison rapide et complète, il risquera fort d'être déçu. L'élément catarrhe, qui relève de l'endométrite seule, pourra guérir; mais les douleurs, les règles hémorrhagiques, qui sont pour une bonne part sous la dépendance de l'ovaro-salpingite, persisteront ou reparaîtront rapidement.

Ici encore, c'est un diagnostic insuffisamment attentif et précis qui est responsable des échecs; la détermination exacte de l'état des annexes est une règle absolue pour le médecin qui examine une femme atteinte de métrite; toute constatation d'une inflammation para- ou péri-métritique doit le rendre extrêmement circonspect en matière de curettage.

D'une manière générale, le curettage échoue, *en tant que traitement systématique et exclusif*, lorsque l'endométrite est compliquée de lésions inflammatoires des annexes.

Mais je suppose que ce diagnostic ait été fait, que le chirurgien agisse en pleine connaissance de cause. Le curettage ne trouve-t-il jamais son application, en présence de lésions de ce genre?

C'est une question que je vais discuter.

De ce qu'il existe chez une femme des annexes enflammées et douloureuses, — je rappelle que j'ai mis hors de cause les grosses tumeurs enkystées de la trompe, — s'ensuit-il qu'on doive penser tout de suite à la suppression de ces organes ? je crois, avec beaucoup de gynécologues, qu'il y a certes mieux à faire.

La gynécologie opératoire comporte deux sortes d'interventions, les opérations *conservatrices ou réparatrices* et les opérations *mutilantes*. Au nombre des premières sont celles qui s'adressent aux lésions de la métrite ; je les adopte sans restriction, parce qu'elles tendent à restituer à l'organe son intégrité anatomique et fonctionnelle. Les secondes ont pour résultat de supprimer des organes essentiels, de ruiner irrévocablement la fonction capitale de la vie féminine ; j'estime qu'on doit les appliquer avec modération.

Il ne s'agit pas de contester les immenses services de l'opération de LAWSON TAIT. Mais n'est-il pas permis de prétendre, sans être suspect d'esprit rétrograde, que quelques opérateurs ont peut-être la castration un peu facile et que, dans l'hécatombe d'ovaires de ces dernières années, un certain nombre d'innocents ont pu partager le sort des coupables ?

La castration féminine, si bien réglée qu'elle soit aujourd'hui, si réduite qu'en soit la mortalité, n'en reste pas moins une opération qui expose dans une certaine mesure la vie de la femme. D'autre part, c'est une détermination grave que de priver une femme jeune des organes essentiels de la génération ; parce qu'un ovaire, une trompe seront plus ou moins douloureux et tuméfiés, parce qu'une poussée péritonitique aura provoqué autour d'eux la formation de fausses membranes, peut-on affirmer que ces organes sont irrévocablement perdus au point de vue fonctionnel ?

J'estime, pour mon compte, qu'avant de faire courir à une femme un danger réel, avant de lui imposer le sacrifice de sa fécondité, il faut avoir acquis la certitude que tout espoir de conservation est inutile. On me dira que c'est là une règle admise ; en principe, je le veux bien ; mais, en pratique, chacun est-il certain d'avoir toujours poussé jusqu'au bout, avec toute la patience et la ténacité nécessaires, les tentatives de conservation ?

Je pourrais citer des malades qui n'étaient pas éloignées de consentir à la castration et que j'ai réussi, par la temporisation, à remettre dans un état de santé dont elles se déclarent pleinement satisfaites.

Je crois qu'on peut beaucoup dans cette voie et que les chirurgiens patients y trouveront plus d'un succès.

Somme toute, étant éliminées les formes graves d'ovaro-salpingites dont j'ai parlé plus haut, il ne s'agit pas d'affections menaçant immédiatement la vie des malades ; pourquoi ne pas insister longuement, très longuement, sur le traitement conservateur ? Si l'on n'a rien obtenu au bout de plusieurs mois, s'il est décidément prouvé que l'existence de la malade est intolérable, incompatible avec les lésions qu'elle porte, il sera toujours temps d'ouvrir le ventre.

J'admets que la guérison anatomique soit imparfaite, qu'il reste des adhérences, des lésions définitives ; qu'importe, si la guérison symptomatique existe, si la malade est délivrée de ses douleurs, si elle peut marcher, vaquer à ses occupations et aux exigences de la vie sociale ?

J'admets encore que les organes conservés soient inutiles au point de vue de la reproduction ; mais la castration eût-elle fait mieux et n'est-ce rien que d'avoir pu épargner à une femme les angoisses et les risques d'une laparotomie ?

Les petits moyens.
Je crois donc que le devoir du chirurgien est d'utiliser patiemment, pendant de longs mois, ce que nous appelons aujourd'hui les *petits moyens*, ce qu'avaient de bon les procédés de l'ancienne gynécologie, de les alterner, de les combiner avec persévérance, de ne les abandonner enfin que lorsqu'il sera plus que convaincu de leur impuissance.

C'est ainsi qu'il aura recours aux divers procédés susceptibles d'agir à distance sur les annexes enflammées, de les décongestionner, de faire résorber les adhérences ou tout au moins de les assouplir ; le repos, l'hygiène, les bains, les irrigations vaginales chaudes, la médication thermale, les révulsifs variés sur l'abdomen, l'électricité, le massage surtout devront être employés simultanément ou à tour de rôle.

Rôle du curettage.
Or, — et nous en revenons ainsi au curettage, après cette longue digression, — c'est à titre de *petit moyen*, c'est comme adjuvant de cette médication complexe que le curettage peut trouver ici son indication.

Dans ces tentatives de conservation, il est bien évident en effet qu'il ne faut négliger aucune chance. Pour peu que l'endomètre paraisse encore être le siège d'un processus actif, on sera donc autorisé à tenter le curettage ; on l'aidera au besoin du hersage, de la dilatation prolongée, du drainage, des pansements antiseptiques ; s'il y a des lésions profondes du col, des lacérations, on fera le Schrœder ou l'Emmet ; on s'attachera, en un mot, à réaliser d'une façon aussi rigoureuse que possible la guérison opératoire des lésions utérines qui sont susceptibles d'entretenir l'ovaro-salpingite ; et, par ces moyens, on obtiendra souvent la disparition des processus inflammatoires anciens et la cessation des douleurs.

Doléris, à l'appui de cette manière de voir, possède près de 300 cas de métrites anciennes, dont un bon tiers étaient compliquées d'inflammations unilatérales ou bilatérales des annexes (1) ; dans des proportions plus restreintes, j'ai pu en vérifier moi-même l'exactitude plusieurs fois.

Seulement il ne faut pas perdre de vue que c'est là un traitement *à longue échéance ;* on doit savoir en attendre les effets pendant plusieurs semaines et même plusieurs mois. « Ce n'est pas tout, en effet, dit Doléris, que d'avoir détruit le foyer initial qui alimente les lésions secondaires développées dans le bassin ; il faut encore laisser à ces dernières le temps de se liquider à leur tour. On comprend parfaitement qu'il reste, pour une période de temps difficile à limiter, une épine qui réveille la sensibilité des organes, soit au moment des règles, soit à l'occasion d'une fatigue ou d'un ébranlement nerveux. Mais il y a de grands intervalles de silence de la douleur, des semaines, des mois tout entiers, et cette douleur n'est rien, comme acuité, en comparaison de ce qu'elle était auparavant. Une fois cette période de décroissance des lésions arrivée à son terme, les malades *ne souffrent plus.* Telle est la règle. Tels sont les faits (2). »

J'ajoute même que, dans certains cas, il est utile de *répéter le curettage* au bout de quelque temps ; c'est lorsqu'une amélioration évidente a succédé à un premier curettage et que cependant la guérison n'est pas encore parfaite. Un second curettage complète souvent de la façon la plus satisfaisante et la plus rapide l'œuvre du premier.

Je ne me dissimule pas qu'on se heurte ici à une grosse difficulté de pratique. Lorsqu'une femme, lasse des traitements médicaux, fait tant que d'accepter une opération chirurgicale, il faut bien savoir que cette opération signifie pour elle guérison immédiate et sans retour de tous ses maux ; lorsque, sans avoir été prévenue, elle voit persister le moindre symptôme, lorsque surtout on vient lui déclarer un beau jour qu'une seconde opération serait utile, elle ne comprend plus et elle accuse volontiers la méthode ou le chirurgien.

C'est au praticien de savoir éviter cet écueil. Pour cela, il doit se rappeler que, toutes les fois qu'il s'adresse à une lésion de l'appareil génital *qui n'est pas l'endométrite elle-même*, il ne peut guère attendre du curettage un succès immédiat et certain. Lors donc qu'il croira devoir pratiquer le curettage pour une lésion des annexes, il prendra la peine d'expliquer longuement à la malade et à son entourage le caractère exact de l'intervention qu'il entreprend. Il les préviendra que l'opération n'est pas sûrement curative par elle-même ; que ce n'est qu'une chance offerte à la malade d'éviter, par une intervention dépourvue de dangers, une opération radicale qui n'offre pas tout à fait les mêmes conditions ; que d'ailleurs cette intervention ne produira pas ses bons effets tout de suite ; qu'elle aura besoin d'être complétée par d'autres manœuvres ; enfin qu'il pourra devenir utile de la répéter dans un délai variable. Et, quand il sera sûr d'avoir été approuvé et compris, alors seulement il devra agir.

Je viens d'avancer que le curettage constitue une manœuvre sans dangers en cas d'ovaro-salpingite. Je souligne cette affirmation, parce que les inflammations péri-utérines ont été longtemps considérées et sont encore regardées par quelques médecins comme le *noli me tangere* du curettage. Cette opinion, qui avait cours dans les débuts du curettage, alors que la timidité opératoire était à l'ordre du jour, a été démentie par trop de faits pour qu'il soit nécessaire de la réfuter longuement.

Les cas de tumeurs enkystées étant toujours mis à part, le curettage pratiqué antiseptiquement n'aggrave en quoi que ce soit les inflammations pelviennes ; je l'ai fait maintes fois dans ces conditions et j'ai toujours vu les suites opératoires être aussi simples que dans l'endométrite la mieux circonscrite.

Je résume en quelques lignes cette discussion :

Le curettage est *contre-indiqué en tant que traitement systématique et isolé* des inflammations annexielles compliquant l'endométrite. Les chirurgiens qui, ayant méconnu ces complications, croiront agir contre une endométrite simple, ou qui, les ayant reconnues, prétendront obtenir du curettage un résultat immédiat et certain s'exposent à des échecs dont il serait injuste d'accuser la méthode.

Le curettage, par contre, est *pleinement justifié à titre d'adjuvant d'un traitement plus complexe*, traitement conservateur qu'on doit toujours tenter avant de soumettre une femme à la castration, mais dont les effets ne peuvent se produire qu'à longue échéance et ne doivent être annoncés qu'avec des réserves formelles.

Déplacements de l'utérus.

Des considérations analogues s'appliquent aux cas où l'endométrite accompagne un déplacement de l'utérus, *prolapsus* ou *déviation*.

Dans le *prolapsus*, complet ou incomplet, il est rare qu'il n'existe pas en même temps de l'endométrite avec ses signes anatomiques et fonctionnels. Si le chirurgien, s'en tenant aux apparences, s'acharne contre l'endométrite seule, sans voir qu'elle est entretenue par l'insuffisance du périnée, il entassera sans profit curettages sur curettages ; il ne guérira sa malade que lorsqu'il aura su restaurer la sangle périnéale par une opération appropriée.

Cela ne veut pas dire que le curettage ne trouve pas ici sa place. Bien au contraire, il est le complément obligé de toutes les opérations anaplastiques sur le vagin et le périnée, soit pour guérir l'endométrite en elle-même, soit pour prévenir l'infection des sutures de la colporrhaphie antérieure ou de la colpo-périnéorrhaphie par des sécrétions utérines septiques. Ici encore il intervient comme adjuvant d'une autre opération, au même titre d'ailleurs que la réfection anaplastique du col qui se trouve souvent indiquée.

Il en est de même dans les *déviations* de l'utérus, particulièrement dans les *rétro-déviations*. Méconnaître le rôle que peut jouer la déviation en elle-même dans les symptômes qu'accuse une malade, ou, d'autre part, compter sérieusement sur le curettage pour redresser un utérus fléchi, c'est s'exposer dans les deux cas à faire fausse route.

Mais ce qui est exact c'est que parfois la malade ne souffre que de son endométrite et que, cette endométrite une fois guérie, la déviation, bien que non corrigée, passera inaperçue. Ce qui est exact également, c'est que souvent la déviation est entretenue par des adhérences et que la guérison de l'endométrite peut exercer sur ces adhérences une action résolutive médiate.

C'est dire qu'ici encore le curettage peut avoir son indication, au même titre que les autres agents de guérison de l'endométrite (dilatation, drainage, opérations plastiques sur le col) ; mais on sera souvent conduit à lui adjoindre soit les moyens agissant sur la musculature utérine (dilatation répétée, massage), soit les moyens s'adressant directement à la statique de l'utérus (pessaires, hystéropexie, opération d'ALEXANDER).

Névralgies génitales des névropathes.

L'élément douleur, *lorsqu'il est isolé*, doit toujours mettre le chirurgien sur ses gardes, quant à l'opportunité et à l'efficacité du curettage.

Métrites douloureuses. Il serait sans doute excessif de croire, avec J. CHAMPIONNIÈRE, que les affections utérines ne sont guère douloureuses par elles-mêmes et que les douleurs pelviennes chez la femme impliquent toujours une lésion des annexes. Il n'est pas douteux que la métrite, en particulier la métrite du col, s'accompagne fréquemment de phénomènes douloureux. Seulement, dans ces cas, il est rare que l'élément douleur existe seul et que la lésion de l'endomètre ne se traduise pas en même temps par d'autres symptômes fonctionnels et physiques.

Névralgies sans lésions. Lors donc qu'une malade accusera simplement des douleurs dans la zone génitale, soit du côté des reins, soit au niveau de l'utérus ou des ovaires, et qu'on ne constatera chez elle ni hémorrhagies, ni catarrhe utérin bien accentué, on devra suspecter la réalité d'une lésion de l'endomètre et ne pas compter sur le curettage pour la guérison. Ces malades sont, la plupart du temps, soit des hystériques vraies, chez lesquelles un examen attentif fera découvrir d'autres stigmates de la névrose, soit tout au moins des névropathes. Les douleurs dont elles se plaignent ne sont ordinairement liées à aucune lésion matérielle de l'utérus ou des annexes ; ce sont de simples névralgies, utérine, ovarienne, ou lombo-abdominale. Ces névralgies ne sont en aucune façon modifiées par le curettage ; les interventions les plus radicales même, la castration, l'hystérectomie, ne font généralement que les déplacer, les transporter en des régions diverses ; mais la situation des malades n'en est guère améliorée pour cela.

D'un diagnostic précis dépend, dans ces cas comme dans bien d'autres, le succès de l'intervention. Pour inoffensif que soit le curettage, on n'est pas autorisé à le pratiquer au petit bonheur, sans avoir constaté les indices positifs d'une lésion matérielle. Lors donc que ni les signes objectifs ni les symptômes fonctionnels ne sembleront en rapport avec les douleurs qu'accusent les malades, il conviendra d'analyser de très près les caractères de ces douleurs ; et, quand elles paraîtront relever exclusivement d'un état névropathique, il faudra s'abstenir de toute intervention opératoire ; c'est le moyen de se mettre à l'abri d'un échec à peu près certain.

La réserve est d'autant plus commandée, dans l'espèce, que ces malades névropathes, il faut bien le savoir, sont tout particulièrement empressées à pousser le chirurgien dans les voies opératoires, même les plus radicales.

Ne pas opérer.

2° INDICATIONS DU CURETTAGE

J'ai longuement insisté sur les conditions multiples qui limitent le rôle du curettage ; l'étude de ces faits m'a paru devoir occuper une place importante dans ce travail.

Elle nous a montré que les *contre-indications* absolues du curettage, c'est-à-dire les cas où cette opération est soit dangereuse, soit tout-à-fait inutile, sont, somme toute, assez restreintes ;

nombreux, par contre, sont les cas où le curettage, insuffisant par lui-même, est associé utilement à d'autres opérations.

Voyons maintenant quelles sont les conditions dans lesquelles on peut attendre du curettage isolé une action efficace, quelles sont, en d'autres termes, les *indications* propres de cette opération.

Le curettage puerpéral.

Au premier rang de ces indications se placent les accidents infectieux qui ont leur point de départ dans l'utérus, soit après l'avortement, soit après l'accouchement à terme, qu'il y ait ou non rétention, totale ou partielle, du placenta ou des membranes.

Outre l'indication vitale que remplit ici le curettage, il ne faut pas oublier que, dans les cas non mortels, le processus infectieux intra-utérin n'est que trop fréquemment l'origine d'endométrites et de salpingites ultérieures; c'est prévenir ces maladies que supprimer l'infection dès sa première étape.

Dans les accidents puerpéraux le curettage est donc indiqué à un double titre; c'est là qu'il trouve ses plus beaux succès et l'on peut dire, en quelque sorte, qu'il est applicable à tous les cas sans restriction.

1° Quand il y a rétention d'une masse placentaire volumineuse, l'indication est de toute évidence.

Accouchement à terme. — *Après l'accouchement à terme*, quand le cordon a été rompu et que l'utérus s'est refermé sur le placenta, il ne faut pas trop compter sur une expulsion spontanée; si cette expulsion ne s'est pas produite au bout de vingt-quatre heures, il y a lieu d'agir, même s'il n'y a pas hémorrhagie, sans attendre le début des accidents septicémiques.

La curette est d'un puissant secours pour pénétrer dans ces cols rétractés qui n'admettent même plus deux doigts juxtaposés et qui interdisent tout espoir de délivrance manuelle.

On attaque le placenta par la partie qui se présente, on l'évide, on le fragmente et on en amène les débris au dehors; tout cela doit être fait vite, avec d'autant plus de rapidité que l'hémorrhagie est plus forte.

Souvent, quand une fraction plus ou moins considérable du placenta a été ainsi retirée par la curette, l'orifice utérin se dilate au point de permettre l'introduction de deux ou trois doigts qui vont achever le décollement de la portion restante.

Mais, d'autres fois, le placenta est tellement adhérent, tellement incrusté dans la paroi utérine qu'on est obligé de le fragmenter jusqu'au bout, de sculpter en quelque sorte une paroi nouvelle. Ces cas sont particulièrement laborieux; la limite entre le placenta et la paroi utérine est insaisissable et l'on doit avoir l'attention dirigée sans cesse vers la possibilité d'une perforation, sans compter que la curette mousse serait souvent illusoire et que la curette tranchante devient nécessaire malgré ses dangers.

Après l'avortement, l'expulsion du délivre peut se faire attendre plusieurs jours et s'effectuer ensuite spontanément. Il n'y a donc pas lieu ici de recourir tout de suite à la curette. On se bornera à l'expectation, aidée d'irrigations antiseptiques chaudes, tant qu'il n'y aura pas d'accidents. Mais, dès qu'il surviendra soit des hémorrhagies profuses et à répétition, soit des phénomènes septiques, il faudra, sans tarder, vider l'utérus par le curettage.

2° Restent les cas, infiniment plus nombreux, où les accidents éclatent sans avoir été prévus, c'est à dire *après une délivrance complète en apparence.*

Qu'il s'agisse de la rétention, passée inaperçue, de menus fragments de placenta ou de membranes, ou bien d'une infection portée du dehors sur la muqueuse utérine, c'est toujours cette muqueuse qui est la porte d'entrée de l'invasion microbienne. C'est sur elle que les germes morbides vont se cantonner tout d'abord, pour envahir ensuite, de proche en proche, les tissus voisins, parfois l'économie tout entière, et y déterminer les accidents variés de l'infection dite puerpérale.

Les anciens accoucheurs, en présence de cette infection, s'en tenaient à la médication des symptômes; nous savons aujourd'hui que le plus sûr moyen d'agir contre elle est de la combattre à son point de départ, que l'indication absolue est de désinfecter l'utérus dès l'apparition des accidents.

Élévation de température. Le premier symptôme de l'infection puerpérale est l'*élévation de température*, accompagnée ou non de frisson et de fétidité des lochies.

Fièvre de lait. On ne saurait trop le redire, quand tout se passe bien dans les suites de couches, il ne doit à aucun moment y avoir de la fièvre. La soi-disant *fièvre de lait* des anciens accoucheurs n'est qu'une forme d'infection passagère et atténuée.

Pendant la période des suites de couches, il est donc de toute nécessité de prendre la température de l'accouchée matin et soir ; sitôt qu'une élévation de température, si faible soit-elle, se montre et persiste, il y a lieu de ne pas se laisser aller à une expectation imprudente, de ne pas s'attarder non plus aux remèdes douteux, mais de pourvoir tout de suite à l'indication causale, à la désinfection de l'utérus.

Faut-il recourir d'emblée à la curette ?

Cas légers. Non sans doute. Bon nombre de ces infections sont destinées à n'avoir pas de suites graves ; elles guérissent sans peine avec quelques soins de propreté, quelques injections antiseptiques. Mais, d'autre part, il ne faut pas perdre de vue qu'on ne sait jamais, au début, si les accidents seront ou ne seront pas graves, s'ils vont s'éteindre d'eux-mêmes ou se développer au contraire avec une rapidité foudroyante ; que le succès est d'autant plus certain qu'on agira plus près du début ; qu'enfin le curettage est peu douloureux et tout à fait inoffensif. J'estime donc que, sans vouloir l'appliquer systématiquement à toute accouchée qui présente un mouvement fébrile, il convient de ne pas le réserver non plus pour les cas extrêmes.

Voici, d'une manière générale, la règle de conduite que j'adopte :

Injections vaginales. Quand la température d'une accouchée s'élève à 38° ou au-dessus, quand cette élévation se maintient pendant plus d'une journée, malgré des *injections vaginales antiseptiques* soigneusement faites, sans qu'aucun symptôme vienne déceler d'ailleurs l'invasion d'une maladie intercurrente, on est en droit de supposer le début d'une infection de l'endomètre et on doit instituer sans retard les *lavages intra-utérins*.

Lavages intra-utérins. Quand ces *lavages intra-utérins*, répétés à 4 ou 5 reprises dans les 24 heures, n'ont pas produit, *au bout de 30 heures*, une défervescence bien nette et ramené la température aux environs de la normale, il est prudent de recourir à la *curette* sans plus tarder; c'est le plus sûr moyen de détacher de la paroi utérine les détritus adhérents contre lesquels l'irrigation est impuissante. Il est rare que le curettage, appliqué dans ces conditions, ne donne pas un succès immédiat.

Mais cette intervention précoce suppose le cas idéal, celui où l'on a pu constater et combattre l'infection à son début.

En pratique, les conditions sont fréquemment moins favorables.

On est souvent appelé un peu tard, alors que plusieurs jours ont été perdus en hésitations dangereuses et en médications inutiles. L'infection a franchi les limites de l'endomètre; la fièvre s'est installée, les frissons se succèdent, la pression est déjà douloureuse sur les parties latérales de l'utérus.

C'est encore le cas de *cureller* la matrice et de la cureller sans une minute de retard, *en pleins accidents aigüs et en pleine fièvre*. Si l'on n'a pu arrêter l'infection au passage, on a du moins des chances d'en enrayer l'extension, en supprimant les renforts qu'elle reçoit de son foyer originel.

De fait, le curettage accomplit de véritables résurrections dans la *septicémie puerpérale déjà déclarée*.

Enfin il est des cas plus graves encore et, pour ainsi dire, désespérés. Les veines et les lymphatiques du petit bassin sont remplis au loin par le pus; le ventre est ballonné, douloureux, le péritoine manifestement envahi; les vomissements, la diarrhée, le teint plombé, le facies grippé de la malade témoignent de l'empoisonnement général de l'organisme

Une telle situation est, la plupart du temps, au-dessus des ressources du curettage.

Doit-on pourtant s'abstenir d'une façon absolue?

L'intervention est peut-être une dernière planche de salut et d'ailleurs la situation est telle qu'elle ne saurait être aggravée.

Chacun se décidera suivant sa conscience et aussi suivant le milieu social où il opère. On n'interviendra, en tout cas, qu'après avoir formulé les plus expresses réserves et seulement si l'entourage de la malade se montre nettement désireux de recourir à cette suprême tentative; il est certains milieux où il faudra s'abstenir à tout prix, si l'on ne veut être accusé d'être la seule cause de tout le mal.

Technique spéciale. Je n'insisterai pas sur la technique spéciale du curettage puerpéral ; les règles tracées plus haut lui sont applicables.

D'une manière générale, il est plus simple et plus rapide que le curettage gynécologique ; il a les caractères d'une intervention d'urgence.

Les accidents aigus, l'existence de la fièvre, loin d'être des contre-indications, sont au contraire des indications d'agir vite. — Le chloroforme est inutile, l'opération étant généralement peu douloureuse. — De dilatation lente par les laminaires il ne saurait être question, sous peine de perdre un temps précieux ; l'utérus puerpéral est suffisamment souple et dilaté pour laisser un libre accès à la curette ; et, lorsqu'il s'agit par hasard d'utérus tétanisés, rétractés sur le placenta, c'est à la dilatation rapide par les instruments métalliques qu'on doit avoir recours. — Pour le choix de la curette, je n'ai rien à ajouter à ce que j'ai dit plus haut ; l'emploi de la curette mousse est plus prudent, celui de la curette tranchante est parfois nécessaire. — On ne perdra pas de vue l'absence fréquente du *cri utérin.* — L'antisepsie opératoire sera au moins aussi rigoureuse que pour le curettage gynécologique. — Enfin il est indispensable ici de terminer le curettage par un tamponnement exact de la cavité utérine avec la gaze iodoformée ; c'est une bonne garantie d'hémostase et un complément de désinfection ; les bandes de gaze seront retirées une à une, les jours suivants, au fur et à mesure de l involution physiologique de l'utérus.

Les hémorrhagies utérines.

Le curettage est, en quelque sorte, le spécifique des hémorrhagies utérines ou, pour mieux dire, des hémorrhagies *de cause utérine* ; j'entends par là celles qui sont liées à une altération anatomique de l'endomètre.

Il est bien évident, en effet, qu'il faut ranger à part les *hémorrhagies d'ordre médical*, celles, par exemple, qui sont symptomatiques de lésions viscérales (lésions du cœur, du foie, de la rate, etc). Contre ces hémorrhagies passives, qui peuvent se produire à la surface de toutes les muqueuses, aussi bien qu'à celle de la muqueuse utérine, le curettage n'a, bien entendu, nulle raison d'être.

Restent donc les *hémorrhagies d'ordre chirurgical :*

A. Métrites hémorraghiques.

La forme dite *hémorrhagique* de la métrite est une des meilleures indications du curettage.

Endométrite hémorrhagique post-puerpérale. — Le type en est cette forme d'*endométrite hémorrhagique* qu'on peut appeler *post-puerpérale*, qui apparaît fréquemment dans les deux ou trois premiers mois qui suivent un avortement ou un accouchement à terme, surtout quand il y a eu des soins insuffisants, et que je crois devoir être considérée comme une forme tardive et atténuée d'infection puerpérale.

Elle n'a rien de commun avec les accidents aigüs des premiers jours du *post partum* ; elle évolue d'ordinaire sans fièvre, sans douleurs vives ; mais elle se caractérise par des pertes tenaces, à répétition, se calmant par le repos, reparaissant quand la malade se lève et marche ; elle ne met pas immédiatement la vie de la femme en péril ; mais elle détermine chez elle un état inquiétant d'anémie et aussi de dépression morale, parce qu'elle retarde outre mesure la convalescence définitive.

Le curettage, en pareil cas, supprime immédiatement les pertes et donne, presque à coup sûr, une guérison rapide et durable.

Sans doute ces hémorrhagies finissent souvent par s'arrêter soit d'elles-mêmes, soit surtout à l'aide d'un repos rigoureux, d'irrigations chaudes et de soins antiseptiques. Mais que de fois cette guérison apparente n'est que le prélude du passage à l'état chronique ; combien d'endométrites, de salpingites ultérieures eussent été prévenues par un curettage qui eût réalisé à temps l'asepsie radicale de la cavité utérine.

Endométrite hémorrhagique chronique. — La forme *chronique proprement dite* de l'*endométrite hémorrhagique* peut succéder à la forme précédente ou débuter à une époque plus éloignée de l'accouchement ou de la fausse-couche ; elle est même susceptible de survenir chez des femmes nulligestes, voire même chez des jeunes filles ; mais ce n'est pas la règle.

Les pertes surviennent soit dans l'intervalle des règles (*m. métrorrhagique*), soit à l'occasion de celles-ci (*m. ménorrhagique*); il arrive aussi que, la période menstruelle se prolongeant outre mesure et la période suivante avançant plus ou moins, il se produit une sorte de *forme subintrante* dans laquelle la malade, suivant son expression, *est constamment dans le sang*. Chaque médecin a pu voir ces malheureuses femmes, anémiées, débilitées à l'extrème, dont les hémorrhagies vont s'aggravant sans cesse, à mesure qu'augmente l'état de déglobulisation.

Sous cette forme chronique, la métrite hémorrhagique n'a guère de tendance à guérir spontanément : le curettage est formellement indiqué et donne d'ordinaire d'excellents résultats.

Sans doute ces résultats sont d'autant meilleurs qu'on opère à une date plus rapprochée du début ; toutefois l'ancienneté des accidents n'est pas un obstacle ; j'ai pu intervenir avec un plein succès chez des femmes dont les pertes remontaient à 5, 6 ans, et même davantage, et avaient résisté à tous les traitements antérieurs.

Ce qu'on peut dire aussi, c'est que la guérison radicale sera d'autant plus certaine que la métrite aura conservé plus exclusivement le caractère hémorrhagique. Quand il y aura en outre des symptômes de catarrhe séro-purulent, elle sera encore très probable. Quand un catarrhe muco-purulent abondant et tenace témoignera de l'extension des lésions à la muqueuse du col, il faudra adjoindre au curettage la dilatation prolongée, le hersage et l'action répétée des antiseptiques. Lorqu'enfin les lésions du col domineront la scène, le cas sera du ressort de l'opération de SCHRŒDER.

B. — Hémorrhagies symptomatiques des tumeurs fibreuses.

C'est une des indications qui se présentent le plus fréquemment dans la pratique.

On a pu constater que l'endométrite est une complication habituelle des fibrômes utérins ; et, comme aucun caractère spécial ne permet de distinguer cliniquement les hémorrhagies qui accompagnent les fibrômes de l'utérus des hémorrhagies symptomatiques de l'endométrite sans fibrômes, on admet que les hémorrbagies des tumeurs fibreuses sont en réalité celles de l'endométrite concomitante.

La *castration* supprime d'ordinaire ces hémorrhagies, d'une façon définitive, en provoquant l'atrophie précoce du fibrome: la *myomectomie* est plus radicale encore. Mais ce sont là, somme toute, des opérations sérieuses auxquelles toutes les malades ne sont pas disposées à se soumettre. Souvent, d'autre part, le traitement médical et les traitements locaux non opératoires sont impuissants et la malade s'épuise de plus en plus par des hémorrhagies répétées.

Le curettage est alors un excellent moyen d'arrêter les pertes. Il n'est pas infaillible, mais il est du moins sans dangers ; il peut n'avoir qu'une action temporaire, mais il peut être renouvelé sans inconvénients. Il donne d'ailleurs des périodes de rémission généralement longues, pendant lesquelles la malade a le temps de réparer ses forces.

Si elle veut ensuite se soumettre à la myomectomie, elle subira cette opération avec plus de chances de succès. D'autre part, si le fibrome ne produit pas d'accidents de compression, la disparition des hémorrhagies équivaudra à la guérison et la malade préférera souvent, sauf à répéter de temps en temps le curettage, éviter une opération grave et attendre ainsi l'atrophie spontanée qui se produira à la ménopause. Il peut même fort bien se faire, si l'âge de la ménopause est proche, qu'un seul curettage suffise pour supprimer les pertes jusqu'à cette échéance ; la guérison symptomatique est alors définitive.

C. — Hémorrhagies symptomatiques du cancer du corps de l'utérus.

Je ne m'occupe pas du cancer limité au col. Qu'il s'étale dans le vagin sous forme de champignons fongueux ou qu'il révèle au contraire la forme ulcéreuse, la curette est supérieure à tous les caustiques pour abraser les tissus malades, pour déterger les surfaces sous-jacentes. Mais cette application de la curette me semble rentrer plutôt dans la chirurgie générale et n'avoir que peu de rapports avec le curettage utérin proprement dit.

J'ai en vue seulement le cancer qui a pour point de départ la muqueuse du corps et qui tend à y rester longtemps limité, sans

6

envahir la musculeuse, sans franchir l'orifice externe du col; j'englobe sous la dénomination de *cancer* les néoplasmes malins de cette muqueuse, dont les deux formes anatomiques sont l'*épithélioma* et le *sarcôme*.

Hystérectomie vaginale. Lorsque le diagnostic ferme de cancer de la muqueuse utérine a pu être posé de bonne heure, l'intervention de choix est incontestablement l'opération radicale, l'*hystérectomie vaginale*, qui donne aujourd'hui de bons résultats.

Mais, en pratique, les conditions favorables à cette intervention ne sont pas toujours réalisées. — Le diagnostic de cancer peut n'être pas assez net pour entrainer à temps l'assentiment de l'entourage et même la conviction du chirurgien. — Bien souvent celui-ci n'est consulté que lorsque les désordres ont envahi déjà les organes voisins et que, par conséquent, l'ablation totale de l'utérus n'offrirait plus aucune chance sérieuse de succès. — D'autres considérations enfin, tirées de l'âge de la malade, de sa santé générale, de l'état de ses reins et de ses vaisseaux, etc., peuvent dissuader de lui faire courir les risques d'une opération aussi grave.

Hémorrhagies; leucorrhée fétide. Dans ces conditions, un traitement palliatif est seul indiqué. Deux accidents dominent la scène, les *hémorrhagies* et la *leucorrhée fétide*, car les douleurs peuvent manquer ou n'apparaitre qu'à la période ultime; or ces deux accidents non seulement épuisent la malade, mais encore produisent chez elle une dépression morale fâcheuse.

Rôle palliatif du curettage. Le chirurgien possède dans le curettage de la cavité utérine un moyen efficace et sans dangers de combattre ces deux symptômes, au moins d'une façon temporaire; c'est un devoir pour lui d'y recourir, quand l'intervention curative lui est interdite.

Les effets immédiats de cette opération sont d'ordinaire excellents. Les pertes de sang et d'ichor fétide sont diminuées ou même supprimées; avec elles disparaissent les symptômes dus à l'anémie et à la résorption putride. Certaines malades semblent revivre; les couleurs reparaissent, l'embonpoint renaît, la marche redevient possible et la patiente a, pour un temps, l'illusion d'une guérison assurée.

Sans doute, les accidents se reproduisent dans un délai plus ou moins rapproché; on en est quitte pour revenir à la charge, dès les premiers indices de ces retours offensifs, sans laisser à la malade le temps de s'en alarmer. Ces curettages répétés sont sans dangers ; ils sont d'ailleurs si peu douloureux, dans ces conditions, qu'il m'est arrivé de les dissimuler à la patiente sous couleur de pansements intra-utérins et de lavages antiseptiques.

Enfin il est à remarquer que l'issue fatale survient le plus souvent par généralisation du néoplasme à distance et que la malade, ne voyant pas reparaître les symptômes qui l'avaient le plus inquiétée au début de son affection, reste facilement rassurée jusqu'au bout.

Tels sont les services que peut rendre ici le curettage, bien que réduit au rôle modeste de traitement symptomatique et palliatif.

Métrites catarrhales.

Nous avons vu plus haut que le curettage suffisait à guérir bon nombre d'*endométrites catarrhales, séro- ou muco-purulentes*, à la condition qu'elles ne fussent pas compliquées de lésions trop invétérées et trop profondes de la muqueuse cervicale.

Je me suis assez longuement étendu sur ce sujet (1) pour n'avoir pas à y revenir.

Stérilité.

Le curettage, nous l'avons dit (2), est loin de mériter le reproche qui lui a été fait d'entraver la fonction gestatrice de l'utérus; bien plus, il est susceptible de rétablir cette fonction dans certains cas.

L'endométrite isolée, indépendante de toute altération des trompes et des ovaires, est en effet une cause fréquente de stérilité, soit parce que les sécrétions anormales entraînent mécaniquement l'ovule hors de la cavité utérine, soit parce que l'état

(1) Voir pag. 60, *Métrites du corps, métrites du col.*
(2) Voir pag. 50.

anatomique de la muqueuse n'offre pas à cet ovule les conditions favorables à son développement.

Lors donc qu'une femme stérile présente en même temps des signes manifestes d'endométrite et qu'on ne trouve pas ailleurs l'explication plausible de sa stérilité, il est indiqué de pratiquer un curettage avant de pouvoir légitimement songer à proposer la *fécondation artificielle*.

CHAPITRE III

PARALLÈLE AVEC LES AUTRES TRAITEMENTS DES MÉTRITES

De tout temps on a dirigé contre les métrites chroniques deux ordres de médications, le *traitement général* et le *traitement local*.

Traitement général.

Du traitement général je dirai peu de chose. Son importance est bien diminuée depuis que l'on connaît le rôle prépondérant de l'infection locale dans la pathogénie des métrites ; le temps n'est plus où l'on considérait volontiers ces affections comme les manifestations localisées de telle ou telle diathèse.

Cela ne veut pas dire qu'on doive perdre de vue l'état général, qu'il faille négliger de modifier dans un sens favorable les grandes fonctions de l'économie, de combattre l'anémie, de remédier aux troubles dyspeptiques, de régulariser le jeu de l'intestin, d'améliorer surtout les troubles du système nerveux qui jouent un si grand rôle en pathologie utérine.

Les agents médicamenteux, l'hygiène, le régime, les bains, l'hydrothérapie, les cures thermales, etc., fournissent au gynécologue des ressources variées suivant les indications.

Tout cela est de pratique courante ; je n'y insiste pas.

Traitement local.

Il comporte deux sortes de moyens : — ceux qui n'agissent que sur le vagin et la surface externe du col ; — ceux qui s'adresssent à la muqueuse intra-utérine.

1° Moyens agissant sur le vagin et la surface externe du col. — Dans cette catégorie nous trouvons : les injections vaginales, les bains pris à l'aide d'un spéculum, les topiques divers appliqués sur le col, les scarifications, l'emploi des tampons glycérinés, etc.

Il serait injuste de contester les bons effets de cette médication *Leur utilité.* anodine prise dans son ensemble ; la gynécologie moderne les utilise chaque jour. Seulement aux innombrables topiques usités autrefois pour les injections et les pansements elle substitue quelques médicaments mieux définis auxquels elle ne demande qu'une chose, réaliser de la façon la plus parfaite possible *l'antisepsie de la cavité vaginale et de la surface externe du col.*

Réduite à ce rôle modeste, cette médication extra-utérine rend encore les plus grands services.

Elle suffit à guérir beaucoup de formes légères et superficielles d'endométrites ; c'est à elle qu'on doit toujours recourir dans les cas aigüs ou récents.

Même dans les cas plus anciens, il est bien rare que je conseille un curettage ou toute autre intervention opératoire avant de l'avoir employée et d'en avoir constaté l'impuissance.

Cette profession de foi suffit, je l'espère, pour prévenir tout malentendu ; *il ne saurait être question de répudier systématiquement les traitements anciens au profit du curettage.*

Cas rebelles.

Mais enfin, cette large part étant faite à la médication extra-utérine, il est bien certain que, lorsque les lésions se sont étendues, lorsqu'elles ont pris droit de cité dans la cavité utérine, cette médication devient insuffisante. Il faut savoir y renoncer à propos, sans donner aux lésions le temps de devenir trop profondes, et recourir hardiment à une thérapeutique plus directe ; l'opportunité de cette décision est affaire d'expérience et de tact chirurgical.

Les anciens gynécologues, n'ayant guère à leur disposition que les moyens dont nous venons de parler, se trouvaient donc à peu près désarmés en présence des métrites rebelles, les plus fréquentes, il faut bien le dire.

De là ces traitements d'une longueur et d'une inefficacité désespérantes, au bout desquels le médecin ou la malade finissaient, de guerre lasse, par abandonner la partie.

De là ce préjugé, qui a cours encore parmi les femmes de la génération qui nous précède, *qu'on ne guérit pas les maladies de matrice*, que les hémorrhagies utérines, les pertes blanches, les douleurs pelviennes sont, à des degrés variables, le lot naturel de la femme et que celle-ci doit savoir vivre avec ces infirmités.

Beaucoup, parmi les médecins actuels, se complaisent encore dans ces vieux errements, faute sans doute de bien connaître les ressources de la thérapeutique opératoire. Les excès, apparents ou réels, de la chirurgie moderne expliquent jusqu'à un certain point leur méfiance ; c'est en développant cette chirurgie dans le sens conservateur, en la réglementant par des indications précises qu'on parviendra tôt ou tard à les y rallier.

Cautérisations du col. — Parmi les agents de la médication extra-utérine, j'ai omis à dessein d'en citer un, dont usaient et abusaient les anciens gynécologues, je veux parler des *cautérisations du col* ; le sujet, en effet, vaut la peine d'être étudié à part.

Ulcérations du col.

On connaît la fréquence, dans l'endométrite cervicale, de cet aspect particulier de la surface externe du col qui a été longtemps décrit et qui est encore désigné par la plupart des praticiens sous le nom impropre *d'ulcération du col*.

Ectropion.

Nous savons aujourd'hui que cette soi-disant ulcération n'est autre chose qu'un *ectropion* de la muqueuse intra-cervicale enflammée, muqueuse dont la surface devient alors méconnaissable, en raison de modifications épithéliales et de néoplasies glandulaires hypertrophiques.

L'erreur des anciens gynécologues était de faire de ces ulcérations une entité à part, au lieu d'y voir une dépendance de l'endométrite, et de s'acharner directement contre elles, au lieu de traiter simplement l'endométrite concomitante. Pendant de longues années, le rôle des ulcérations dans les métrites et le traitement de ces ulcérations par les caustiques ont régné à l'état de dogmes ; si bien qu'à l'heure actuelle, chez un certain public, le diagnostic de *métrite* implique encore l'idée d'une *plaie* qu'il faut guérir *en la cautérisant*.

Le *fer rouge* a été longtemps le remède par excellence ; on sait avec quelle libéralité en usaient Jobert et les chirurgiens qui l'ont suivi. Peut-être trouverait-on encore quelques médecins qui n'ont pas complètement renoncé à cette thérapeutique néfaste, toujours hantés par l'idée de détruire la fameuse ulcération.

Le fer rouge la détruit en effet. Mais il détruit en même temps une notable épaisseur du tissu sous-jacent ; de là, production de tissu inodulaire rétractile, sclérose du col, formation de kystes glandulaires par oblitération des canaux excréteurs, tout ce processus complexe, en un mot, qui constitue la *métrite cervicale scléro-kystique*, bien plus douloureuse et plus grave que la lésion initiale.

Les mêmes désordres sont imputables à toute la série des caustiques dits *potentiels*, puisque ceux-ci agissent également en provoquant la formation d'eschares plus ou moins profondes.

Moins dangereux sans doute sont les caustiques plus légers, le *nitrate d'argent*, par exemple, dont tant de médecins font un usage journalier ; ils sont loin toutefois d'être inoffensifs. L'effet immédiat de ces caustiques légers est de produire une cicatrisation apparente, en provoquant l'*épidermisation* de l'ulcération, c'est-à-dire l'extension de l'épithélium pavimenteux du vagin sur la muqueuse intra-cervicale ectropionnée ; or ce n'est pas impunément qu'on modifie ainsi le revêtement épithélial d'une muqueuse douée de fonctions sécrétoires ; sous ce vernis artificiel, les glandes de cette muqueuse n'en continuent pas moins à fonctionner ; on n'a fait qu'enfermer profondément le processus morbide et préparer ainsi les accidents de l'inclusion folliculaire. La soi-disant ulcération paraît guérie, cela est vrai ; mais, en réalité, c'est à dater de cette prétendue guérison que le col est le plus malade et que la femme souffre davantage.

Mieux renseignés aujourd'hui sur la pathogénie exacte de cette lésion, nous en subordonnons le traitement à celui de l'endométrite cervicale. Si l'ectropion est récent et superficiel, les pansements antiseptiques suffiront à le guérir, sans qu'il soit nécessaire d'employer le moindre caustique; s'il s'agit de lésions profondes et invétérées, il faudra recourir soit au curettage aidé du hersage, soit à l'abrasion nette des tissus malades par l'instrument tranchant.

Et, si paradoxal que cela puisse paraître, c'est l'action chirurgicale qui est ici la vraie méthode conservatrice, puisque, ne supprimant que les parties malades, elle s'attache à refaire un col intact quant à sa forme et à ses fonctions, tandis que les anciennes méthodes, prétendues palliatives, déterminent dans cet organe des lésions irréparables; ainsi s'affirme une fois de plus le caractère de notre chirurgie gynécologique actuelle qui conserve, restaure et ne détruit pas.

2° Médication intra-utérine. — Un premier pas a été fait vers la méthode du curettage le jour où l'on a compris la nécessité d'aller combattre les lésions de l'endométrite à leur siége véritable, sur la muqueuse même de l'utérus.

Au fond, tous les procédés de la méthode intra-utérine n'ont jamais eu d'autre effet que de réaliser de façon plus ou moins parfaite l'*antisepsie* de l'endomètre; le mot pouvait être ignoré, le fait n'en existait pas moins.

Le curettage procède en ligne directe du même principe; est-il autre chose, somme toute, que de l'antisepsie intra-utérine au premier chef ?

Je ne veux pas insister sur les agents multiples qui ont été ou sont encore employés dans la médication intra-utérine; topiques pulvérulents, liquides, solides, bâtonnets médicamenteux, etc., le nombre en est infini. Tous ont pu avoir des succès dans les formes légères; tous se montrent infidèles dans les formes invétérées; leur action, d'une manière générale, est trop superficielle pour modifier les lésions profondes de l'endomètre.

Je dois toutefois une mention spéciale au procédé qui consiste à dilater l'utérus au moyen de tiges de laminaire ou d'éponges préparées, puis à y maintenir, pendant un temps variable, des bandes de gaze iodoformée imprégnées de glycérine à la créosote. J'utilise souvent ce traitement complexe qui agit à la fois par la dilatation, par le drainage et par l'application d'un topique antiseptique ; il me donne d'excellents résultats dans les cas de moyenne intensité ; dans les cas rebelles, il doit céder la place à des procédés plus efficaces.

Crayons au chlorure de zinc. — Il y a peu d'années, on a voulu opposer au curettage la destruction de la muqueuse intra-utérine par l'introduction de caustiques dans l'utérus.

Je veux parler du traitement des endométrites par les *crayons au chlorure de zinc*, dont MM. POLAILLON et DUMONTPALLIER ont été les promoteurs.

Ce traitement, par sa simplicité, par la facilité de son application, devait séduire de prime abord tous ceux, parmi les médecins, qui préfèrent volontiers la mise en jeu d'une force aveugle aux responsabilités de l'acte opératoire proprement dit. C'est dire qu'il a été employé dans de larges proportions et qu'on a pu, en peu de temps, porter sur lui un jugement d'ensemble.

L'expérience est loin de lui avoir été favorable ; des faits multiples, publiés de tous côtés, sont venus démontrer les dangers de cette méthode, dangers dont le plus sérieux et le plus fréquent est la production de rétrécissements du col et même d'oblitérations complètes de la cavité utérine, avec toutes les conséquences graves de ces déformations.

Tous ces faits ont été réunis par R. PICHEVIN dans un récent travail (1) qui constitue un réquisitoire accablant contre l'emploi des crayons au chlorure de zinc. Je n'insiste donc pas sur cette méthode ; je me borne à constater qu'elle est condamnée, à l'heure actuelle, par l'unanimité des chirurgiens.

En face de ces médications intra-utérines, les unes insuffisantes, les autres dangereuses, le curettage apparaît comme le moyen le plus simple, le plus efficace, le moins dangereux de réaliser l'antisepsie de l'endomètre.

---

(1). R. PICHEVIN, *Des accidents causés par la cautérisation intra-utérine pratiquée à l'aide de la pâte de Canquoin*, in *Nouv. Arch. d'Obst. et de Gynéc.* Février, Mars, Avril, Mai, Juin, Juillet, Août 1891.

Il est en même temps le plus conservateur; on ne saurait trop insister sur ce dernier point que les lignes suivantes de Doléris me semblent préciser très exactement:

« Celui qui met au contact de la muqueuse utérine un caustique violent doit savoir qu'il risque de ne laisser point trace d'éléments vivants de cette muqueuse et qu'une cicatrice fibreuse rétractile, tissu mort pour la fonction, stérile par conséquent, remplacera une muqueuse malade, il est vrai, mais toujours vivante. Au contraire, la curette, qui abrase la même muqueuse, laisse persister et vivre des parcelles du derme, des culs-de-sacs glandulaires logés entre les faisceaux superficiels de la musculeuse. Le lavage antiseptique de la surface abrasée suffira à assainir ces vestiges sans les détruire. Il reste là, comme après la déhiscence de l'œuf dans l'accouchement, la graine nécessaire et suffisante à la restauration d'une nouvelle muqueuse. Entre les deux procédés il ne faut donc pas dire qu'il y a parité, puisqu'en résumé l'un c'est la vie persistante, l'autre c'est la mort de l'organe dans sa fonction unique (1). »

---

(1) Doléris, *Nouv. Arch. d'Obst. et de Gynéc.*, Septembre 1800, p. 495.

CONCLUSIONS

—

Sans aucun parti pris et sans préjuger de l'avenir, je crois
qu'on peut, à l'heure actuelle, apprécier le curettage dans les termes suivants :

Au point de vue de la Technique :

1° Le curettage nécessite, dans la généralité des cas, l'anesthésie chloroformique et la dilatation préalable de l'utérus au moyen
de tiges de laminaire.

2° L'opération doit être faite avec les mêmes soins et les mêmes précautions antiseptiques que les opérations abdominales les
plus importantes. Elle ne doit être entreprise que par un chirurgien exercé et outillé en vue de cette antisepsie rigoureuse. A
cette condition seule, elle présente une innocuité à peu près
absolue.

3° Les soins antiseptiques post-opératoires sont de la plus
haute importance ; leur omission est la cause d'un grand nombre
d'insuccès.

Au point de vue des Indications :

1° Le curettage est le traitement par excellence de l'endométrite corporéale. Considéré comme procédé de la médication intra-
utérine, il est incomparablement supérieur à tous les autres, au
double point de vue de la bénignité opératoire et de l'efficacité des
résultats.

2° Il ne saurait avoir la prétention d'être infaillible, de conférer dans tous les cas et du premier coup la guérison radicale d'une affection aussi essentiellement rebelle que l'est la métrite chronique dans la plupart de ses formes. Mais il nous donne prise sur des formes de métrites contre lesquelles, il y a peu d'années, la gynécologie était impuissante; il nous fournit chaque jour des guérisons incontestables là où les méthodes anciennes avaient échoué.

3° Même lorsqu'il ne produit pas d'emblée la guérison absolue de tous les symptômes, il procure toujours une amélioration notable; il n'y a aucun inconvénient et il y a souvent grand avantage à le renouveler plusieurs fois.

4° Il importe au plus haut degré de ne pas considérer le curettage comme le traitement banal de toutes les affections de l'utérus dans lesquelles peuvent se rencontrer des symptômes d'endométrite.

5° Diverses catégories de cas doivent être distinguées : — ceux où le curettage réalise à lui seul l'action curative ; — ceux où il constitue un traitement palliatif; — ceux où il doit être associé, à titre d'adjuvant, à telle ou telle opération ; — ceux enfin où il est dangereux ou inutile et où l'on doit s'en abstenir complètement.

6° La condition essentielle d'un emploi judicieux du curettage est une précision aussi rigoureuse que possible dans le diagnostic anatomique et symptomatique de chaque cas particulier.

Je dois tous mes remerciements à M. le Dr Auvard, à M. O. Doin, mon éditeur, à MM. Galante, Mathieu, Collin, Wiesnegg, constructeurs à Paris, et à M. Demaurex, constructeur à Genève, pour l'obligeance qu'ils ont mise à me procurer les figures de ce travail.

... De l'accélération organique. Méthode et procédé opératoire. ... 300 pages, avec figures dans le texte ...... 6 fr. »

... (G. L. A.). — Manuel d'Électrothérapie gynécologique. Technique opératoire. 1 vol. in-18, cartonné diamant, de 400 pages, avec 70 figures ...... 6 fr. »

... (B.) — Mécanisme de l'accouchement normal et pathologique ... recherches sur l'insertion vicieuse du placenta, les déchirures du périnée, ... J. Matthews Duncan, président de la Société obstétricale d'Édimbourg, ... de l'anglais. In-8° de 530 pages, avec 116 figures, intercalées dans ...
... Broché, 12 fr. » — Cartonné ...... 13 fr. »

... (P.). — Leçons de clinique obstétricale. 1 vol. in-8° de 500 pages, ... figures dont 81 tirées en trois couleurs dans le texte. . . 12 fr. »

... (P.) et CROUZAT, professeur de clinique obstétricale à la Faculté de ... de Toulouse. — La pratique des accouchements à l'usage des ... femmes. 1 vol. in-18 de 740 pages, avec 116 figures.
... Broché, 7 fr. » — Cartonné toile, tête dorée ...... 8 fr. »

... DE GASSICOURT, médecin de l'hôpital Sainte-Eugénie. — Traité ... des maladies de l'enfance. — Leçons professées à l'hôpital Sainte-... édition, revue et corrigée. 3 vol. grand in-8°, formant 1800 pages, ... figures. ...... 96 fr. »

...-TAIT, président de la Société de gynécologie de Londres, chirurgien ... hôpital des femmes de Birmingham. — Traité des maladies des ... suivi d'une étude sur quelques progrès récents de la chirurgie ab... et pelvienne (enlèvement des annexes de l'utérus, cholécystotomie, ...tomie, etc.). Traduit de l'anglais avec l'autorisation de l'auteur, par le ... dolphe Olivier, ancien interne des hôpitaux et de la Maternité de Paris, ... de la Société obstétricale et gynécologique de Paris, etc. Précédé ... préface de M. O. Terrillon, professeur agrégé à la Faculté de médecine ... Paris, chirurgien des hôpitaux. 1 beau vol. grand in-8° de 500 pages, avec ... dans le texte. ...... 12 fr. »

...TZE (B.-S.), professeur de gynécologie à l'Université d'Iéna. — Traité ... déviations utérines, traduit de l'allemand et annoté par le Dr F.-J. Her... professeur de clinique obstétricale à la Faculté de médecine de Nancy. ... vol. in-8° de 470 pages, avec 130 figures dans le texte. . . . 10 fr. »

...YRON (L.), ancien interne des Hôpitaux et Maternités de Paris. — ... d'Hystérotomie et d'Hystérectomie, par la voie vaginale, précédé ... préface de M. Péan, chirurgien de l'hôpital Saint-Louis. 1 beau vol. gr. ... de 835 pages, avec tableaux ...... 11 fr. »

...Y (L. de). Traité pratique de gynécologie et des maladies des ... 2e édition, revue, corrigée et augmentée de près de 200 pages. 1 beau ... in-8° de 1000 pages, avec 181 figures dans le texte . . . . . . 15 fr. »

...ER (A.). — Leçons cliniques sur les maladies des femmes. Théra... générale et applications de l'électricité à ces maladies, ... in-8° de 600 pages, avec figures dans le texte . . . . . . 10 fr. »

NANCY. — IMPRIMERIE V. BERGER-LEVRAULT, GAUTHIER & Cie

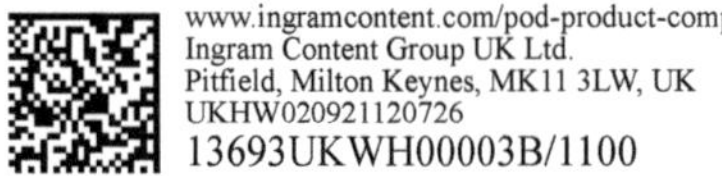
www.ingramcontent.com/pod-product-compliance
Ingram Content Group UK Ltd.
Pitfield, Milton Keynes, MK11 3LW, UK
UKHW020921120726
13693UKWH00003B/1100